Erna Klaus

Was ist bloß mit mir los?

Candida albicans –
Maskierte Pilzerkrankungen:
wie man sie
erkennt, behandelt, vermeidet

Rasch und Röhring Verlag

Die Abbildung auf dem Umschlag zeigt die Form eines Hefepilzes unter dem Mikroskop.

Die Deutsche Bibliothek – CIP-Einheitsaufnahme

Klaus, Erna:
Was ist bloß mit mir los?: Candida albicans – Maskierte Pilzerkrankungen: Wie man sie erkennt, behandelt, vermeidet / Erna Klaus. – Hamburg: Rasch und Röhring, 1995
ISBN 3-89136-530-6

Großer Burstah 42, 20457 Hamburg, Fax 040/37 13 89
Umschlaggestaltung: Peter Albers
Satzherstellung: KCS GmbH, Buchholz/Hamburg
Druck- und Bindearbeiten: Ebner Ulm
Printed in Germany

Inhalt

Anhang

*Herzlich danke ich Henry G. Tietze,
der mir durch vielseitige Anregung und Unterstützung
hilfreich zur Seite stand.*

Einführung: Candida albicans ist überall

Wir irren uns, wenn wir glauben, daß wir unseren Körper und das, was sich in ihm abspielt, kennen. Man kann zum Beispiel eine gewaltige Hefe- oder Schimmelpilzkolonie in sich beherbergen, ohne davon auch nur das geringste zu ahnen. Dabei sollte diese zu ernster Sorge Anlaß geben, denn sie trägt zu den verschiedensten Krankheitsbildern bei oder ist sogar deren Ursache.

Pilze sind die am weitesten verbreiteten Lebewesen der Erde. Sie lieben es feucht und warm und leben davon, abgestorbene Organismen abzubauen. Auch Menschen können von ihnen befallen werden; sie breiten sich auf den Schleimhäuten (Mund, Genitalien, Verdauungsorganen) oder bei einer Schwächung der Immunabwehr im Körperinneren aus.

Pilze finden wir in der täglichen Nahrung, genießen sie auch als Delikatesse. Sie unterstützen den Käse bei der Reifung und geben ihm Aroma, sie vergären Trauben zu köstlichem Wein. Bei der Herstellung von Antibiotika spielen sie eine wichtige Rolle, und manch gefährlicher Krankheit nehmen sie den Stachel.

Doch so wie sie uns »beglücken« können, schaden sie uns auch. Bei einer Pilzvergiftung sind es die angeschwemmten Gifte, Mykotoxine genannt, die uns zu schaffen machen. Menschen, die von einer Pilzallergie befallen sind, müssen sich arg plagen. Jährlich werden 48 000 Menschen von Pilzen befallen, 9 000 sterben an Pilzinfektionen oder ihren Folgen.

Eine Pilzerkrankung ist keine Modekrankheit, es steckt auch keine krank machende Einbildung dahinter, sie ist vielmehr

ein zivilisationsbedingtes Leiden. Die Betroffenen sind anfänglich weder krank noch gesund. Sie haben einfach das Gefühl, daß in ihrem Organismus etwas nicht stimmt. Ohne die geringste Ahnung, ungebetene Gäste zu beherbergen, tragen unzählige Menschen Pilzerreger zwischen Mund und Darm, und – auch ohne es zu ahnen – wird ihr Immunsystem geschädigt und geschwächt. In Deutschland leiden zur Zeit schätzungsweise zehn Millionen Frauen, das sind 30 Prozent der weiblichen Bevölkerung, an Pilzinfektionen.
Mundsoor, so heißt der weiße Pilzbefall im Mund, wurde schon von Hippokrates erwähnt. Vor über 150 Jahren haben Forscher Pilze auf der Kopfhaut ausgemacht. Somit ist das Wissen um die Mykose älter als das über Viren und Bakterien. Die Pilzart Candida albicans, um die es in diesem Buch hauptsächlich geht und die im weiteren oft nur Candida genannt wird, ist der am weitesten verbreitete Krankheitserreger unter den Pilzen. Nach Schätzungen von Experten hat jeder dritte schon einmal Erfahrungen mit einer Pilzkrankheit gemacht, und die Zahl der Betroffenen steigt ständig. In den letzten 50 Jahren verzeichneten Pilzkrankheiten eine rasche Zunahme, durch Pilze verursachte Krankheiten wurden zur heimlichen Volksseuche. Die Dunkelziffer der Infizierten ist sehr hoch. Nach Schätzungen hat sich die Ansteckung zwischen 1910 und 1979 um das Hundertfache erhöht. Da Pilzkrankheiten lange Zeit von den Ärzten ignoriert wurden, konnten sie sich explosionsartig und dennoch unentdeckt zur Massenkrankheit entwickeln.
Der Feind sitzt vorwiegend im Darm. Wer von Pilzen befallen ist, fühlt sich elend und krank. Doch wenn ein Patient dem Arzt seine Symptome schildern will, weiß er oft nicht, wie er das anstellen soll. Das Empfinden ist diffus, die Symptome wechseln ständig. Da spürt man an einigen Tagen Energielosigkeit, Schluckbeschwerden, Frieren und Schweißausbrüche. Andere Tage können ein Gefühl von Betrunkensein bringen. Viele Menschen klagen über Gelenk- und Muskelschmerzen, andere über Migräne und anfallartige Müdigkeit. Bei vielen lassen sich überflüssige Pfunde nicht mehr abhungern,

das Gewicht stagniert. Frauenleiden wie Menstruationsbeschwerden, Ausfluß, Brennen und Juckreiz sind häufig auf Pilze zurückzuführen.
Trotzdem wissen viele Ärzte noch zu wenig vom Pilz, ignorieren die genannten Beschwerden oder deuten sie falsch. Pilzerkrankungen sind kaum Thema einer Vorlesung oder Prüfung in unseren medizinischen Fakultäten. In der alltäglichen Praxis fällt es darum manchem Arzt schwer, den Pilz zu diagnostizieren.
Zur Heilung eines von Pilzen befallenen Organismus sind neben Medikamenten vor allem auch Motivation und Mitarbeit des Patienten dringend nötig. Eine Pilzkrankheit kann nur geheilt werden, wenn der Patient sich engagiert, sich informiert und den Empfehlungen folgt.
Dieses Buch ist ein Ratgeber und gibt das Wissen, das in der Wissenschaft zur Zeit bekannt ist beziehungsweise diskutiert wird, weiter. Eine Pilzinfektion darf nicht auf die leichte Schulter genommen oder als Bagatelle abgetan werden. Ich möchte das Bewußtsein auf eine Erkrankung lenken, die unbehandelt schwerwiegende Spätfolgen nach sich zieht. Pilzprobleme maskieren sich im Lauf der Zeit und offenbaren sich dann nur noch in anderen, chronischen Krankheiten durch Symptomverstärkungen.
Was passiert, wenn sich ein Pilz im Körper eines Menschen einnistet?
Fast jeder Mensch hat Pilze im Darm. Doch solange die Darmflora in Ordnung ist, wird der Pilz in Schach gehalten. Bei einem Gesunden haben Pilze keine Chance. Über die Muttermilch erhalten Säuglinge gesunde Bifidusbakterien, die sich im Darm ansiedeln. Die Darmflora schafft ein Milieu, in dem krank machende Bakterien und Pilze an ihrer Verbreitung gehindert und Immunzellen trainiert werden, so daß ein eigenständiges Immunsystem des Darmes entsteht. Ist unser Immunsystem in Takt, befindet sich unser Körper im Gleichgewicht, sind Pilze im Darm nicht besonders gefährlich.
Wird aber dieses Gleichgewicht durch eine ungesunde Lebensweise oder besondere Lebensumstände gestört, können

sich die Pilze in Windeseile verbreiten. Zum Beispiel vernichten Antibiotika, eingesetzt, um Leben zu retten, auch nützliche Bakterien und machen so den Weg für die Pilze frei. Den Pilzen selbst können Antibiotika nichts anhaben. Das gleiche gilt für Kortikoide. Kortikoide unterdrücken Antikörperfunktionen, reduzieren die Abwehr und lassen eine Pilzerkrankung nicht sichtbar werden. Auch die Antibabypille fördert das Leben der Pilze, Scheidenpilze können aufblühen, von denen Frauen sich erst befreien können, wenn sie die Pille absetzen.

Der Pilz lebt bei dem paradiesisch, der sich falsch ernährt. Mitverantwortlich ist nämlich unsere denaturierte Nahrung. Fertiggerichte, Fast food, ein zuckerreiches Essen und Alkoholdurst geben dem Pilz alles, was er zur eiligen Vermehrung braucht. Enzyme spalten die einfachen Kohlehydrate schon im Mund auf und ernähren so den Soor, den Pilzbelag im Mund. Diese Pilze werden, vermischt mit Speichel, geschluckt; die einen setzen sich entlang der Speiseröhre und im Magen fest, die anderen reisen weiter durch den Verdauungskanal.

Bedingt durch den aufgenommenen Zucker herrscht dort ein leicht saures Milieu, das vom Pilz bevorzugt wird. Den Zucker vergärt der Pilz zu Alkohol, es bilden sich Gase im Bauch, die Verdauung gerät aus dem Lot, und der Darm kann seiner lebenswichtigen Funktion nicht mehr nachkommen: Die Versorgung und Entschlackung des Körpers ist gestört, und das Immunsystem wird weiter geschwächt.

Schmarotzer haben im Darm ihren Siegeszug angetreten; und sie sind immer die ersten, die aus der neu aufgenommenen Nahrung das Beste für sich herausholen. So entsteht Vitaminmangel, die Versorgung mit lebenswichtigen Mineralien und Spurenelementen wird eingeschränkt. Eisenmangel ist eine typische Diagnose bei vielen Betroffenen. Diabetes-Kranke weisen bei Candida albicans besonders häufig Zinkmangel auf. Positive Ergebnisse werden durch Zinkgaben erreicht.

Haben die Pilze nun über Jahre den Magen- und Verdauungsapparat mit seinen 100 Quadratmetern in Unordnung gebracht, beginnt die Pilzokkupation des gesamten Körpers.

Der Weg führt durch die Zotten des Darmes über die Lymph- und Blutwege in die einzelnen Organe. Auf diese Weise beeinflussen die Pilze mit der Zeit alle Körperfunktionen. Hier, direkt vor Ort, wirken sie als Verstärker vorhandener Krankheiten und lösen schmerzhafte Entzündungen aus.
Wer denkt schon an einen Pilz, wenn die Mandeln entzündet sind, wenn eine Nasennebenhöhlenentzündung sich über Monate nicht bessern will, wenn Lebensmittelallergien das Leben erschweren?
Von großer Bedeutung ist die Pilzallergie, bei der Schimmel- und Hefepilze, vor allem Candida albicans, eine wichtige Rolle spielen. Die Pilzallergie tritt auf, wenn die Pilzinfektion schon über einen längeren Zeitraum besteht und das Abwehrsystem des Körpers dadurch überlastet ist. Auch Kreuzreaktionen sind üblich, da Pilze sich in Backhefen, im Käseschimmel und in fast allen Nahrungsmitteln des täglichen Gebrauchs befinden. In der Nahrungsmittelindustrie werden Enzyme verwendet, die aus Pilzen gewonnen werden. Allein in Deutschland werden den Lebensmitteln jährlich 40 000 Tonnen Pilzenzyme beigefügt.
Außerdem entsteht bei jeder Nahrungszubereitung Müll, vor allem Biomüll. In ihm gedeihen Schimmelpilze besonders gut. Zwei Drittel unseres Mülls sind von diesen Schimmeln befallen. Wird die Mülltonne geöffnet, atmen wir die befreite Wolke ein, der Atem befördert die Sporen weiter von der Nase durch den Rachen bis in die Lunge. Es bilden sich Entzündungen.
Für die Ansteckung mit einem Hefepilz genügt ein Kuß oder ein Schluck aus einem infizierten Glas. Die Ausbreitung von Hefen erfolgt zu 75 Prozent über den Mund. Befallene Haut und Schleimhaut werden zuerst rot, dann weiß, später entsteht ein unangenehmer Juckreiz.
Die Ausscheidungsprodukte von Schimmel- und Hefepilzen sind die sogenannten Mykotoxine, Giftstoffe, die den Körper belasten; diese hochgiftigen Stoffwechselprodukte der Pilze lösen unabhängig von ihren Erzeugern eigene Krankheitssymptome aus. Die Toxine bilden sich nicht nur auf verdorbenen Nahrungsmitteln, sondern auch direkt im Körper.

In Vietnam, Kambodscha und Afghanistan wurden Pilze bereits als biologisches Kampfmittel eingesetzt, als »Pilzbomben«; Pilztoxine als der leise Tod.
Pfeiler einer erfolgreichen Pilzbehandlung sind:
– die Pilzdiagnose,
– die Pilzbehandlung,
– die Pilz-Diät,
– der Aufbau des Immunsystems.
Diese Pilzbehandlung greift in der Regel gut. Sobald aber die drängendsten Symptome beseitigt sind, besteht die große Gefahr, daß die Behandlung nicht mehr konsequent weitergeführt oder sogar abgebrochen wird. Der Rückfall ist programmiert, solange auch nur eine Pilzspore oder ein Pilzfaden überleben.
Pilze umgeben uns überall, weltweit. Streß und Umweltbelastung mit ihren das Immunsystem schwächenden Folgen sind eine Tatsache, der wir uns stellen müssen. Nur der gibt dem Pilz und seinen krankheitserregenden Aktivitäten keine Chance, der ihn kennt und demaskiert.

München, 1994 *Erna Klaus*

1. Was ist eine Pilzerkrankung?

Leiden Sie unter Müdigkeit oder Depressionen? Klagen Sie über Konzentrationsschwäche, über Wasseransammlungen im Körper? Haben Sie Gewichtsprobleme, oder quälen Sie Juckreiz, Allergien, häufig wiederkehrende Entzündungen, Magen-Darm-Beschwerden, Gelenk- und Muskelschmerzen? Haben Sie häufiger oder über einen längeren Zeitraum Antibiotika, Kortikoide oder die Antibabypille eingenommen? Sicher stellen Sie sich häufig genug die Frage: »Was macht mich krank?« Fragen Sie sich: »Warum fühle ich mich immer krank?« – »Was ist bloß mit mir los?«
Mit hoher Wahrscheinlichkeit hat Candida albicans Sie in ihrem Griff. Dieser Sproßpilz gehört zur Gattung der Candida, hefeartig wachsender Pilze. Er nistet in der Darmflora der meisten Menschen, ohne Wirkung zu zeigen. Gefährlich wird er erst, wenn das Immunsystem des Körpers durch Streß, einseitige Ernährung, Hormonbehandlung oder Medikamente geschwächt ist. In einem geschwächten Organismus kann sich dieser Mikroorganismus schlagartig ausbreiten. Die durch Candida albicans hervorgerufene Pilzerkrankung wird wegen der oft getarnten Symptome die »versteckte Krankheit« genannt, die sich meist zu einem chronischen Leiden entwickelt.
Wie kommt es zum Pilzbefall?
Die Infektabwehr des Immunsystems muß bereits geschädigt, die natürliche Resistenz unseres Körpers herabgesetzt sein. Eventuell existiert schon eine Grundkrankheit, wie etwa Diabetes mellitus (Zuckerkrankheit). Auch Allergien oder

Depressionen können die Abwehr geschwächt haben. In der heutigen Zeit gibt es viele Möglichkeiten, das Immunsystem zu überfordern. Ihre Grundkrankheit wird mit Antibiotika, Immunsuppressiva (Medikamente zur künstlichen Unterdrückung von Immunreaktionen) oder Kortikosteroiden behandelt. Tumorhemmende Mittel oder gar Chemotherapie wurden vielleicht schon angewendet. Möglicherweise haben Sie auch bereits eine Operation hinter sich; dabei wurden im Krankenhaus künstliche Beatmung, Katheter und Bluttransfusionen eingesetzt. Nieren- und Harnwegprobleme folgten. Der Körper ist dann ausreichend geschwächt – und sei es nur vorübergehend, so daß der Pilz von nun an jede Chance zur Besiedelung nutzt.

Schon den alten Ägyptern waren die heilenden wie die tödlichen Kräfte der Pilze bekannt. Ihre Ärzte verordneten den Kranken Heilkräuter zusammen mit Bier; sie wußten um die antibiotisch wirksamen Stoffe im Bodensatz der Bierhefe.[1] In den Pharaonengräbern starben die Grabräuber an Schimmelpilzen. Beim Öffnen der Gräber von Tutanchamun und Ramses II. wurde 5 000 Jahre alter Staub aufgewirbelt, der voll von noch aktiven Pilzen, meist vom Stamm des Aspergillus flavus, war. Diese durchaus lebendigen Grabbewohner lösten tödliche Lungeninfektionen aus. Niemand erkannte sie als Krankheitserreger, die Archäologen starben auf »mysteriöse« Weise, wie es hieß. Noch rätseln Wissenschaftler, ob die ägyptischen Priester die aggressiven Pilze absichtlich, vielleicht als Wächter der überreich gefüllten »Goldgräber«, eingesetzt haben.

Die Kopten, die christlichen Nachkommen der alten Ägypter, die heute noch in Kairo, Alexandria und auch im Niltal leben, wickelten ihre Verstorbenen in prächtig gewebte Leichentücher, die wir heute wegen ihrer Farbschönheit bewundern. Auch diese Tücher tragen ein gefährliches Attribut: Schimmelpilze. Wer ihren Staub und ihre Pilze einatmet, wird krank. Dieses Krankheitsbild kennen wir als die sogenannte koptische Krankheit.[2] Pilze tummeln sich überall: Die russische Weltraumstation MIR befindet sich seit sieben Jahren im

All. Ihre Fenster sind durch den Pilzbefall blind geworden.[3] Aber nicht jeder Kontakt mit den Pilzen führt zu einer Besiedelung und Erkrankung. Ein geschwächtes Immunsystem leistet allerdings Vorschub.

Der Pilz verhält sich opportunistisch, das heißt, er paßt sich der jeweiligen Situation an. Solange wir gesund sind, geht der Schmarotzer in Wartestellung, und der Fußpilz, den wir uns im Schwimmbad geholt haben, verhält sich »ruhig«, juckt zwar manchmal, schmerzt aber nicht. Er ist sehr geduldig und schadet uns nicht, solange unsere natürlich Resistenz vorhanden ist.

Hefepilze haben den Mund, das Verdauungssystem oder die Genitalien oft schon längst besiedelt, ohne den Organismus krank gemacht zu haben. Befallen werden zuerst die Haut und die Schleimhäute; mit der Zeit kommt es zur Ausbreitung im ganzen Körper, über das gesamte Organsystem. Die körpereigene Abwehr wird mehr und mehr geschwächt. Nun wird der Mensch »krank«. Eine leichte Infektion, ein Schnupfen oder etwas Fieber genügen schon. Der Pilz wird aktiv; er verbreitet sich über die Hände zum Mund, über die Haut zum Genital, über die Finger gelangt er ins Ohr und auf die Kopfhaut. Im Mund wird er zum Speichelpilz. Der unwillkommene Einwanderer wird geschluckt, und sollte der pH-Wert der Magensäure nicht stimmen und ihn nicht stoppen, wandert er gleich weiter Richtung Dünn- und Dickdarm. Hier verweilt er, solange er von gesunden Bakterien des Darmes in Schach gehalten wird und genügend zucker-und hefehaltige Nahrung bekommt.

Hungern wir, wie das oft bei Crash-Diäten der Fall ist, greift der Eindringling die Darmwände an, macht sie durchlässig und wandert in die Lymph- und Blutbahnen. Hier ernährt sich der Pilz dann vom süßen Blutzucker, wird durch den Körper gespült, greift Organe an und löst mehr und mehr diffuse Krankheitssymptome aus. Die Darmpilze verlassen den Körper und werden über die Unterwäsche weiterverteilt. Der Kreislauf ist geschlossen, die stetige Eigeninfektion setzt sich fort. Das Ganze kann so über Jahre weitergehen.

Pilze sind, wie schon gesagt, Opportunisten, das heißt, bei veränderter, geschwächter Abwehrlage können sie uns krank machen, müssen es aber nicht. Auch hier gilt: Nur die Menge macht's. Kleine Mengen kann ein geschwächtes Immunsystem meist noch bewältigen, einer Invasion dagegen hält es nicht stand. Das Immunsystem des Darmes muß bereits über einen längeren Zeitraum geschwächt worden sein, bevor der Pilz der Herr im Haus ist und die gesunden Bakterien verdrängt. Schleimhäute schwellen an, und die Keime vermehren sich. Entzündungen treten auf, Blähungen, Durchfall, ein schmerzhaft aufgetriebener Bauch. Dann folgen mehr und mehr Infektionen: Magen, Bauchspeicheldrüse, Leber werden befallen, und in immer kürzeren Abständen treten Beschwerden an den unterschiedlichsten Körperbereichen wie Nase, Mandeln, Bronchien oder Nieren auf.
Wir gehen zum Arzt und erhalten fast immer ein Antibiotikum samt seiner fatalen Wirkung: Während es den Mund-Magen-Darm-Kanal passiert, dezimiert es die einzigen Lebewesen, die in der Lage wären, die Pilze in Schach zu halten: die Bakterien. Ein Antibiotikum tötet alles, nur keinen Pilz. Der breitet sich jetzt um so fröhlicher aus, besetzt den Platz, den die früheren Bewohner innehatten, und hält selbst die übrig gebliebenen nützlichen Bakterien »klein«. Über den Weg der Vermehrung und Ausbreitung machen die Pilze den Menschen krank.
Wie Pilze in freier Natur ist Candida albicans auf ein leicht saures Milieu angewiesen. Dies kann die ständig verschwitzte und deshalb aufgequollene Haut, die Magensäure oder die Darmflora sein. Der richtige pH-Wert der Säuren würde sie sofort abtöten. Nach Zucker- oder Alkoholgenuß ist der Säurewert verändert, der Schmarotzer begünstigt. Der Pilz lebt vom falschen pH-Wert, von Stickstoffen und Glucose, von Feuchtigkeit und Wärme, und all das kann ihm unser Körper bieten. Candida erhält ihre Energie aus dem Abbau der Glucose und wandelt sie in Kohlensäure und Alkohol um. Sie liebt Temperaturen zwischen 20 und 40 Grad Celsius. Dimorphe (zweigestaltige) Pilze, zu denen Candida albicans gehört,

wechseln allein aufgrund der Temperatur ihr Mäntelchen und können Sproßpilz und Fadenpilz sein. Ich rechne ihn der Hefe- und Schimmelpilzgattung zu, denn er ist quasi beides, er verhält sich so oder so, je nach seinen Umweltbedingungen.

Die einzelnen Hefezellen bestehen aus Zellwand und Zellplasma. Bei Abwehrschwäche reagiert der Körper meist auf die Zellwand allergisch. Stirbt der Pilz, löst das Abfallprodukt, das Toxin, wiederum Krankheitssymptome aus.

Der erste Schritt in der Auseinandersetzung mit dem Pilz ist die Veränderung der Ernährungsgewohnheiten. Eine medikamentöse Behandlung allein wird Sie von Ihrem lästigen Untermieter nie befreien. Das Essen von schimmel- und hefehaltiger Nahrung fördert die Ausbreitung der Candida. Und die meist von Ihrem Arzt nicht näher definierten Allergien, die im Gefolge auftreten, lösen gravierendes Unwohlgefühl oder Schmerzen aus.

Ein Pilz läßt sich sehr ungern von seinem eroberten Terrain vertreiben. Der Körper kämpft, unterstützt von Medikamenten, gegen ihn an. Er bildet Antikörper, die später einen dauerhaften Schutz gegen solche Art von Eindringlingen darstellen sollen. Diesen Schutz nennen wir aktive Immunität, doch bis die erreicht ist, dauert es seine Zeit. Solange der Schutz noch nicht vollständig ist, kann es immer wieder zu einem weiteren Befall kommen. Im Zuge einer Erstbesiedelung sind Mund, Darm oder – bei Frauen – Scheide betroffen. Antibiotikagaben verändern die normale Bakterienflora, was einer erneuten Besiedlung Vorschub leistet. Wird der Patient gleichgültig, hat der Pilz gewonnen, und er selbst hat nicht nur sein Wohlbefinden, sondern – auf lange Sicht gesehen – seine Gesundheit verspielt. Wird die Krankheit nicht rechtzeitig erkannt, stirbt der Mensch am Pilz. Allein in Deutschland starben 1989, nach einer Studie der Universität Freiburg, 7 000 Menschen an den Folgen der Erkrankung mit Candida albicans; neuere Schätzungen sprechen von bis zu 10 000 Personen.

Dieses Buch enthält vielleicht so manche Information, die Sie

erschreckt. Zur Panik besteht aber kein Anlaß. Die Medizin ist heute so weit, den genauen Zustand des Immunsystems feststellen und Gesundheit mit Hilfe von Medikamenten und angemessenen Ernährungsplänen bei selbstverantwortlicher Mitarbeit des Patienten herstellen zu können.
Auch Candida albicans hat ihren Schrecken verloren. Geeignete Medikamente machen ihr den Garaus.
Wer allerdings in Süßem weiterschwelgt und sich nicht entsprechend ernährt, dem helfen auch die besten Medikamente nichts. Denken Sie bitte daran: Sie handeln nicht gegen den Pilz, sondern Sie machen diese Behandlung nur für sich selbst.
Geduld und Ausdauer sind nötig. Schließlich haben wir unsere Gesundheit nicht an einem Tag verloren, der Pilz brauchte seine Zeit zur Ausbreitung. Bei einer kleinen Infektionskrankheit, die nicht lange andauert, mag es uns noch leichtfallen, auf das eine oder andere Lebensmittel klaglos zu verzichten; längere Phasen sind schon weniger leicht zu überstehen. Dennoch: Die Geduld lohnt sich.

Umgeben von Millionen von Pilzen

Unter den vielen Pilzerkrankungen ist die Erkrankung an Candida albicans die zur Zeit am weitesten verbreitete. Dieser Sproßpilz stellt eine echte Gefahr dar, denn er lauert überall und greift explosionsartig um sich. Von zehn Patienten haben acht bis neun Stühle mit Pilzbefall, überwiegend mit Candida albicans.[4] Noch sind es vor allem Frauen, die betroffen sind, doch über den Weg des Sexualkontaktes werden es auch immer mehr Männer.
Doch nur ein geschwächter Organismus erkrankt. Ursachen für so eine Schwächung sind:
- der Langzeitgebrauch von Antibiotika oder Kortikoiden;
- ein durch hormonelle Veränderungen und Schwangerschaft bewirkter Streß im Körper;
- eine Ernährung mit zuviel Zucker und Hefeprodukten;

– Umweltgifte und
– bei Frauen zusätzlich die Antibabypille.

Hefepilze benötigen eine Temperatur von unter 30 Grad Celsius, um als Hautpilz (äußere Mykose) existieren zu können, bei 37 Grad wuchern sie und werden im Körperinnern des Menschen als Endomykose (innere Mykose) gefährlich. Es gibt zwischen 100 000 und 500 000 Pilzarten, von denen ungefähr hundert für den Menschen gefährlich sein können. Die drei wichtigsten, mit denen wir so gut wie täglich direkt oder indirekt konfrontiert sind, sind die Dermatophyten (Haut- und Haarpilze) und die Hefe- und Schimmelpilze, zusammen kurz DHS genannt. Dermatophyten treten bevorzugt an den Händen und Füßen auf, verstecken sich unter den Haaren und bei Männern gern unterm Bart. An den Genitalien werden beide Geschlechter gleich betroffen. Die sogenannte Hausfrauenmykose befindet sich zwischen den Fingern. Der nässende Pilz an den Mundwinkeln wird als Faulecke oder Perlèche bezeichnet.

Wir alle kennen den Schimmelpilz, der sich polstergleich und in den verschiedensten Farben auf verdorbenen Lebensmitteln ausbreitet und hochgiftig ist. Schimmelpilze wachsen rasch und bilden Hyphen (Fäden), die wie Blütenpollen durch die Luft fliegen und über die Nase und den Rachen in die Lunge gelangen, die sie letztlich besiedeln. Noch häufiger werden sie durch Flüssigkeiten übertragen.

Hefepilze, auch Sproßpilze, Saccharomycetacea, (sakcharen = Zucker), sind einzellige Pilze, zu denen auch die Gattung Candida gehört. Candida albicans vermehrt und verhält sich je nach Milieu wie ein Schimmel- oder wie ein Hefepilz. Sie ist das Chamäleon unter ihren Artgenossen.

So wachsen und vermehren sich dimorphe Pilze:

1. Diese »Künstler« haben eine persönliche Trickkiste, sie passen sich perfekt an und wechseln ihre Gestalt. Sie bilden sogenannte Chlamydosporen (Fadensporen), auch Mantelsporen oder Dauersporen genannt, die zweigeschlechtlich veranlagt sind. Diese Dauersporen sind besonders dickwandig und resistent gegenüber Angriffen aus ihrer

Umwelt. Sie sind das typische Erscheinungsbild des Pilzes Candida albicans.

2. Eine einzige ungeschlechtliche Fortpflanzungszelle der Candida nennt man Blastospore. Sie sproßt aus, das heißt, diese Mutterzelle beult sich aus, die entstandene Blase trennt sich mit einem Teil des Zellkerns und des Zytoplasmas (Protoplasma) von der Ursprungszelle ab. Die junge runde oder ovale Zellkugel lebt einzeln weiter oder ballt sich in einem Zellverband zum Nest (Myzel) zusammen. Der neue Verband wird Pseudohyphen oder Pseudomyzel genannt. Aufgrund ihrer Beweglichkeit können sie besonders leicht weiterwandern und sich ausbreiten.
3. »Echte Hyphen« sind lange, röhrenartige Zellfäden, die sich aus einer runden Zellkugel wie ein Ast weiter verzweigen. Diese Form wird als echtes Myzel (Gesamtheit der Pilzfäden, das Pilzgeflecht) bezeichnet. Diese Zellfäden ernähren sich von faulenden Stoffen im Darm oder entziehen unseren Zellen Nahrung und machen die Schleimhaut im Magen-Darm-Trakt durchlässig.

Diese Wandlungsfähigkeit macht Candida albicans zu einem problematischen Therapieobjekt. Man nimmt an, daß sie ihre Wandlungsfähigkeit einsetzt, wenn sie Medikamenten ausgesetzt ist. Die durch Candida-Arten, meist Candida albicans, hervorgerufene Pilzerkrankung ist unter den verschiedensten Namen bekannt:

- Kandidamykose (Candidamycosis),
- Candidiasis,
- Candidosis,
- Moniliasis,
- Soor (im Mund).

Die am häufigsten verbreiteten Candida-Arten und Erreger der Candidamycosis sind:

- Candida albicans,
- Candida glabrata,
- Candida krusei (im Blut nicht nachweisbar),
- Candida stellatoidea,
- Candida parapsilosis,

– Candida pseudo tropicalis,
– Candida tropicalis (Erreger der Candidamycosis).

Im ganzen gibt es mehr als 140 Arten. Die häufigsten und vielfältigsten Beschwerden werden von dem Pilz Candida albicans hervorgerufen.
Einen Pilz zu bekommen ist ganz einfach: Jeder von uns verliert täglich Hautschuppen und Haare. Sie fallen auf den Boden. In warmen Räumen, selbst in der heißen Sauna, leben die Pilze monatelang weiter. Überall harren sie geduldig darauf, sich weiter auszubreiten, in Umkleidekabinen, Duschräumen, in Bädern von Sportanlagen, Betrieben und in Krankenhäusern. Der Pilz mag es dunkel, warm und feucht. Am häufigsten ist der Fußpilz, der weltweit auftritt und mittlerweile zur häufigsten Infektionskrankheit des Menschen geworden ist.[5] Fußpilze verursachen Juckreiz und Schmerzen. Zuerst quellen Haut und Hornhaut auf. Darunter liegt die Entzündung. An den Rändern bilden sich kleine Bläschen. Verursacher kann Candida albicans sein. Bevor eine Therapie beginnt, sollte eine Schuppenflechte (Psoriasis) ausgeschlossen werden, und hinter hartnäckigem Fußpilz, der jedem Fungizid (pilzvernichtendes Mittel) trotzt, steht ein Pilzbefall innerer Organe.
Fuß- und Fingernägel bieten sich ebenfalls als Tummelplätze für Schimmel- oder Hefepilze an. Nagelpilz ist weltweit verbreitet; hier spricht man von einer Sekundärmykose, das heißt, der Nagel war vor der Pilzinfektion bereits von einem Krankheitserreger, häufig Bakterien, befallen. Auf geschädigtem Terrain fällt den Pilzen die Ansiedlung und Vermehrung leicht. Nagelpilzinfektionen treten fast nie bei Kindern auf, man findet sie bei Frauen im frühen Erwachsenenalter und bei Männern in den mittleren Lebensjahren. Da sie keine Beschwerden bereiten, werden sie selten ernst genommen, nur wenige Patienten lassen sie behandeln. Kommen Durchblutungsstörungen dazu, haben die Pilze es noch leichter. Die Infektion setzt von oben oder seitlich ein und zerstört letztlich die ganze Nagelplatte. Der Arzt sollte eine Nagelpsoriasis ausschließen.

Sie können Nagelpilz in Schach halten, wenn sie die Nägel täglich in erhitztem Speiseöl – die Temperatur sollte gerade noch erträglich sein – baden. Wer viel mit den Händen im Wasser zu tun hat, ist am Nagelwall gefährdet; den Rechtshänder trifft es an der rechten, den Linkshänder an der linken Hand. Warum das so ist, wissen wir nicht.
Sind Haut, Hautfalten oder behaarte Haut durch Pilze infiziert worden, können die Lymphknoten in der näheren Umgebung angeschwollen sein. In diesen Fällen wird häufig über Schmerzen und unangenehmen Juckreiz geklagt. Haben Antibiotika oder Kortikoide die Infektion nicht vollständig beseitigt, können sie die Pilze in ihrem Wachsen noch fördern. So findet sich häufig nach überstandener Akne eine Candida-albicans-Infektion.[6] Zeigt sich der Pilz in Form von Schuppen, haben wir es vielleicht mit einem »Winzling« namens Pityrosporum ovale, der das lästige »Rieseln« verursacht, zu tun oder auch mit Candida. Vor Therapiebeginn sollte das seborrhoeische Ekzem Psoriasis vulgaris ausgeschlossen werden.
Jede Pilzinfektion muß ausgeheilt werden, sonst bleibt der Pilz eine fortwährende Gefahr für seinen Träger.

Pilze bevölkern die Erde

Pilze bevölkern die Erde seit vielen Millionen Jahren. Sie sind in der Lage, sich in ihren vielfältigen Erscheinungsformen an jegliches Leben anzupassen. Ohne Pilze gäbe es kein Leben auf der Erde. Sie sind die großen Reinemacher in der Natur. Wir finden sie überall: im Boden, auf lebenden und abgestorbenen Pflanzen, in der Luft und im Wasser. Einige Arten haben sich Mensch und Tier angepaßt; andere ertragen keinen Schnee und sterben, und wieder andere dehnen sich selbst im Winter im Boden weiter aus.
Es ist üblich, Pilze dem Pflanzenreich zuzuordnen, von einem Reich der Pilze spricht man kaum. Biologisch stehen die Pilze den Algen nahe, mit denen sie häufig eine Symbiose eingehen

und dann Flechten genannt werden. Pilze bilden keine Blüten, keine Blätter und keine Früchte aus. Im Boden wächst ein netzartiges Geflecht aus Fäden, Pilzfäden; dieses Geflecht, das Myzel, ist der Pilz. Was über der Erde wächst, ist sein Fruchtkörper, der Sporen trägt, die als »Fruchtträger« für seine Vermehrung sorgen; Wind oder Regen tragen sie weiter. Andere Arten sondern lebende Zellen ab, die sich eigenständig verbreiten. Der Hauptlebensinhalt, den die Natur für den Pilz vorgesehen hat, besteht in der Beseitigung von Fäulnisstoffen und organischen Abfällen.

Eine Rose würde ohne Hefepilze nicht so farbenfroh und gesund leuchten. Sie lockt mit süß duftenden Blütenblättern Bienen an ihre Stempel. Der Duftstoff enthält Zucker, der wiederum Blattläuse anlockt, die diese Zuckerlösung aufsaugen. Die Rose schützt die Blattlaus durch ihre Dornen und ihre wachsigen Blätter, an denen die Feinde der Läuse abrutschen. Die Läuse scheiden nach ihrem Mahl einen Schaum aus, der aus Zucker, Wasser und Proteinen besteht, und die Lösung dient einem Hefepilz wiederum als Nahrung. Die Laus schützt, pflegt und verwöhnt den Pilz, der sich über die Rose ausbreitet, jeden freien Platz auf Blättern und Stengel belegt und auf diese Weise die Rose vor schädlichem Ungeziefer schützt, das sie zerstören würde.[7]

Pilze sind zum einen Saprophyten, Pflanzen, die von verwesenden und verfaulenden Stoffen leben, das heißt ihre Energie durch Um- oder Abbau gewinnen. Zum anderen sind sie Parasiten, die sich einnisten und auf Kosten des Wirts leben. In dieser Verbindung vermehren sie sich rasant und zerstören dabei sehr oft das Umfeld. Manchmal schaden sie einem Organismus, manchmal auch nicht. Nimmt ein Mensch Schaden, so ist das eine Krankheit, und diese Krankheit heißt Mykose, Pilzinfektion.

Schauen wir uns an, wo uns die Pilze quälen. Eine Mykose (mykes = Pilz) ist eine Krankheit, die durch schmarotzende Pilze auf der Haut und im Körperinnern entsteht. Sitzt der Pilz auf der Haut, spricht man von Dermatomykose (Pilzflechte der Haut) und Dermatophytie (Haut- und Haarpilzerkrankung). Von Endomykose (endo = innen) spricht man

- bei einer Mykose der inneren Organe (Verdauungstrakt) und
- bei der Mykose durch endogene Pilze wie zum Beispiel Candida albicans (letztere *sollten* im Körper nicht vorkommen).

Die Endomykose Candidamycosis (Kandidamykose) als eine opportunistische Mykose entsteht als Folge anderer Erkrankungen, zum Beispiel Diabetes mellitus, wie nach Verabreichung von Antibiotika, Immunsuppressiva und Kortikoiden. Systemische Mykose ist der Sammelbegriff für die Pilzerkrankung von inneren Organsystemen.[8]

Neben diesen krankheitserregenden Pilzen gibt es viele Pilze, die uns nützlich sein können. Pilze dienen uns als Nahrung. Sie sind eine gute Quelle für Aminosäuren, Eiweiße, Enzyme und Vitamine aus der B-Gruppe. Trüffel, Austernpilze, Steinpilze und Pfifferlinge werden von Feinschmeckern hoch geschätzt. Ohne Pilze müßten wir auf Bier und Wein verzichten, und zum Backen verwenden wir die Hefen täglich. Käse wird durch Pilze zur Reife gebracht und gibt ihm sein Aroma. Die Salami erhält durch Hefepilze ihren Geschmack.

Hefen sind nahrhafte Substanzen, die lebensnotwendige Nährstoffe enthalten. Sie helfen unserem Körper Zink und andere Mineralien aufzunehmen. In der Nahrungsmittelverarbeitung werden sie so umgewandelt, daß sie den Körper nicht mehr stören (bei Gebackenem) beziehungsweise sie selbst ihr Leben verloren haben (bei Wein und Bier).

Hefe- und Schimmelpilze finden sich überall in unserer Umgebung, im Keller, in der Küche. Sie verstecken sich häufig in Fruchtsäften, Kaffee, in Gewürzen und Würzmischungen, in Fast food, in Dosen, in Fertignahrung und in Suppen. Tees sind verschmutzt. Alkoholische Getränke weisen einen hohen Hefeanteil auf. Manche Getreideflocken enthalten neben Malz auch Vitamine aus der B-Gruppe, die von Hefen stammen.

Schimmelpilze formen schnell wachsende Kolonien. Jede Zelle wächst wie ein langer Finger, sie wird Faden oder Hyphe genannt. Diese Fäden verflechten sich ineinander. Sie bilden zuerst einen weißen, watteartigen Rasen, der schnell alles überwuchert. Bald verfärben sich die Kolonien. Je nach Pilztyp blühen sie schwarz, in Gelb- bis Brauntönen abgestuft, rötlich, grün oder grau.

Gemüse und Obst werden häufig befallen, auch getrocknete Früchte und Trauben. Eine Besonderheit gibt es jedoch: Traubenschalen, die für Rotwein verwendet werden, enthalten einen natürlichen Schutzstoff gegen Pilzbefall. Und nur weil Rotwein mit der Schale vergoren wird, enthält auch er diesen natürlichen Schutz.[9]

Schimmelpilze verlangen bestimmte Bedingungen, um sich niederzulassen. Sie lieben es dunkel und feucht. Wenn man diese Überlebensbedingungen verändert, ziehen sie sich zurück.

– In dunklen Räumen kann man ihnen mit einer Niederwattlampe, die Tag und Nacht brennt, zu Leibe rücken.
– Gegen eine zu hohe Luftfeuchtigkeit hilft ein Luftentfeuchter. Übrigens sind Schimmelpilze häufig in Luftbefeuchtern angesiedelt, die diese durch die Luft wirbeln!
– Fleißiges Lüften von Räumen mag der Schimmelpilz überhaupt nicht.
– Borsäurelösung zerstört den Schimmelpilz.

Wo finden wir diese unheimlichen Mitbewohner? Schauen wir uns in der Wohnung und am Arbeitsplatz einmal um:

– Sie sitzen in Polster- und Ledermöbeln, Teppichen, Matratzen, Oberbetten, Kissen und Decken.
– In der Küche verkriechen sie sich entlang den Wänden, im Küchenabfluß oder plazieren sich um die Kaltwasserrohre, sie setzen sich auf Lebensmittel, die frei im Raum stehen, und selbst im Kühlschrank lassen sie sich nieder.
– Sie hausen im Bad, auf Waschlappen und Handtüchern, in

den Toiletten: Kacheln und Duschvorhänge mögen sie besonders.

- Der Staub alter Bücher, Zeitschriften und Tapeten zieht den Pilz an, und im Kaminholz nistet er ebenfalls.
- In Blumentöpfen und im Garten durchziehen die Pilze die Erde (deshalb sind Blumentöpfe in Krankenhäusern nicht erlaubt), und unter verrottendem Laub und in Vasen mit abgeblühten Blumen sitzen sie im Wasser und an den Blumenstielen.
- In Kellern oder in Garagen, vor allem wo Kartoffeln und andere verderbliche Lebensmittel gelagert werden, finden wir den ungebetenen Gast. Oft werden Böden von unten feucht und auch nicht ganz saubergehalten.

Selbstverständlich treffen wir Schimmelpilze im alltäglichen Essen und im Tierfutter an: in altem Käse, in Pilzen, in jeder Nahrung, die schnell zum Gären kommt, in Backwaren und im Alkohol. Auch in Obstsäften wachsen sie eilig heran. Und die Enzyme des Schimmelpilzes sind es, die die Lebensmittel verderben lassen. Es hilft kein Aussortieren und kein sorgfältiges Ausschneiden. Sichtbar befallenes Essen ist bereits durchwachsen. Wird Angeschimmeltes verzehrt, kann das in die Krankheit führen.

Schimmelpilzerkrankungen rufen ihrerseits Allergien hervor. Und ein Hinweis für Heuschnupfengeplagte: Schimmelpilzsporen können die gleichen Symptome auslösen wie die Pollen blühender Pflanzen.

2. Wie der wandlungsfähige Pilz unseren Körper krank macht

Albicans heißt weißmachend. Dieser (Sproß-)Hefepilz wurde 1839 entdeckt. Daß er einer der wandlungsfähigsten Pilze ist, wissen wir erst seit 1940. Als Krankheitserreger ist er unter den Pilzen von großer Bedeutung, weil er sehr schwerwiegende Krankheitsbilder verursacht. Diagnostisch gesehen bereitet er selbst Fachleuten mit großer Erfahrung Probleme, weil er in vielfältigen Erscheinungsformen auftritt. Ein Pilzbefall der inneren Organe beziehungsweise ganzer Systeme wird von den wenigsten Ärzten und Laien ernst genommen; obwohl Candida albicans bei einer Schwächung des Immunsystems jederzeit mit seiner krankmachenden Okkupation des Körpers beginnen kann. Zur Erinnerung: Candida albicans ist mittlerweile als endogener Pilz einzuordnen.
Wie sieht so ein Pilz aus, wie verteilt er sich? Er wächst durch die Schleimhäute wie die dünnen Zweige eines Strauches, verbindet sich mit einem anderen Ast und bildet ein neues Geflecht. Schnell ist ein Organ von diesem Gespinst durchzogen. Vom Mund ausgehend kann er durch den gesamten Verdauungstrakt reisen. Er wandert zu den Nieren, zur Blase bis hinein in die Geschlechtsorgane. Nicht selten befällt er auch die Lungenflügel, nistet sich in die Augen ein, in Leber und Galle.
Candida albicans verursacht chronische und akute Symptome, die oberflächlich gesehen auf andere Krankheiten hinweisen. Einmal angesiedelt, unterdrückt sie Immunreaktionen und vermindert die Abwehrkräfte des Körpers gegen Infektionen. Gelegentlich greift sie sogar die Herzklappen an,

was wir als Krankheitsbild Endokarditis kennen. Jede Pilzerkrankung ist außerordentlich ernst zu nehmen.
Wie macht sich der Pilz bemerkbar? Wie kommen wir ihm auf die Spur? Was sind Verdachtsmomente? Welche Fragen müssen wir sondieren, damit wir einen konstruktiven Hinweis erhalten?

Tabelle 1: Check-Liste: Haben Sie Candida albicans?

	Ja	*Nein*
Wiederholte Infekte oder Entzündungen:		
Nebenhöhlen	□	□
Mittelohr	□	□
Mandeln, rauher/trockener Hals	□	□
Augen: brennend, trocken, Doppelsehen, Sehstörungen	□	□
Parodontose, Zahnprobleme	□	□
Sie verstehen nicht		
Ihren extremen Hunger nach Süßigkeiten	□	□
die Lust auf Kuchen	□	□
die Vorliebe für hefehaltiges Essen wie Brot, Weißsemmeln	□	□
Ihre Lust auf Fast food	□	□
den Durst nach Fruchtsäften	□	□
den Hang zum Alkohol	□	□
Sie haben oder hatten schon einmal		
Akne	□	□
Aphten, Bläschen im Mund, Risse in den Mundwinkeln	□	□
eine eingerissene Zunge	□	□
Schuppenflechte	□	□
Neurodermitis	□	□
Hautausschlag, ein Ekzem	□	□
Hautpilz	□	□
Fußpilz	□	□

	Ja	Nein
Nagelpilz	☐	☐
anhaltend und stark	☐	☐
kurzzeitig und leicht	☐	☐
Sie bedrücken		
Gedächtnisstörungen	☐	☐
Konzentrationsunfähigkeit	☐	☐
häufiger Stimmungswechsel, launisch bis reizbar	☐	☐
Unwirklichkeitsgefühle	☐	☐
Ärger und Frust im Wechsel	☐	☐
geistige Probleme	☐	☐
schwindendes Selbstvertrauen	☐	☐
inneres Gelähmtsein	☐	☐
Entscheidungen treffen fällt schwer	☐	☐
Sie verspüren Juckreiz		
an den Augen	☐	☐
auf der Kopfhaut	☐	☐
am After	☐	☐
haben auf großen Hautarealen Seborrhoe	☐	☐
Sie stören		
Schmerzen im Kopfbereich, Gefühl von geschwollenem Kopf	☐	☐
Nacken- oder Knochenschmerzen	☐	☐
Gelenkschwellung oder Gelenkschmerzen	☐	☐
Muskelschwäche, -schmerzen bis hin zur Lähmung	☐	☐
Taubheits-, Zittrigkeitsgefühle	☐	☐
Bewegungsstörungen	☐	☐
Sie leiden unter		
extremer Müdigkeit, Apathie	☐	☐
Schlafstörungen, Schlafanfällen, unterbrochenem Schlaf	☐	☐
Unkoordiniertheit	☐	☐
Schwindelanfällen	☐	☐

	Ja	Nein
Sie empfinden sich als		
unausgeglichen	☐	☐
durchgedreht, nervös, überaktiv	☐	☐
überfordert in normalen Alltagssituationen	☐	☐
depressiv ohne erkennbaren Grund	☐	☐
grundlos in Tränen aufgelöst	☐	☐
ängstlich	☐	☐
abgeschlagen, energielos, träge	☐	☐
Sie empfinden Unwohlsein wegen		
übermäßiger Gasansammlungen im Magen-Darm-Bereich	☐	☐
Blähungen	☐	☐
Durchfall	☐	☐
Verstopfung	☐	☐
andauernd gestörter Verdauung	☐	☐
Bauchweh	☐	☐
eines aufgequollenen Bauches	☐	☐
Schleim im Stuhl	☐	☐
Sie haben Probleme mit		
Übelkeit	☐	☐
aufstoßen, rülpsen	☐	☐
Sodbrennen	☐	☐
Entzündungen der Speiseröhre	☐	☐
Magenschmerzen	☐	☐
Sie nahmen wiederholt oder über längere Zeit folgende Medikamente ein		
Breitspektrum-Antibiotika	☐	☐
Kortikoide	☐	☐
Sulfonamide	☐	☐
Zytostatika	☐	☐

	Ja	*Nein*
Sie reagieren allergisch auf		
Nahrungsmittel	☐	☐
Toilettenartikel oder Parfum	☐	☐
Tabakrauch	☐	☐
Reinigungsmittel in Haushalt oder am Arbeitsplatz	☐	☐
Umweltgifte, Insektizide	☐	☐
Luftverschmutzung	☐	☐
Sie fühlen sich benommen, schläfrig nach Brot- oder Zuckergenuß	☐	☐
Sie leiden unter		
Diabetes mellitus	☐	☐
Gicht	☐	☐
wiederholter oder andauernder Bronchitis	☐	☐
Heuschnupfen	☐	☐
Rheuma	☐	☐
häufigen Harnleiterinfekten oder Nierenproblemen	☐	☐
Zysten	☐	☐
trockener Haut	☐	☐
Gewichtsproblemen	☐	☐
Fuß-, Haar-, Körpergeruch, selbst nach dem Waschen	☐	☐
feuchtem, dampfigem oder regnerischem Wetter	☐	☐
eisigen oder verschwitzten Händen oder Füßen	☐	☐
Herzbrennen, Brustenge	☐	☐
oder weil Sie von Schimmelpilzen umgeben sind (feuchte Keller usw.)	☐	☐

	Ja	Nein
Fragen an Männer		
Verspüren Sie wiederholt		
Prostatabeschwerden	☐	☐
sexuelle Unlust	☐	☐
Gefühlsverlust	☐	☐
Brennen beim Wasserlassen	☐	☐
häufigen Druck auf den Harnleiter	☐	☐
Fragen an Frauen		
Wurden Sie hormonell behandelt mit		
Antibabypille	☐	☐
Hormontabletten	☐	☐
oder waren Sie schwanger?	☐	☐
Verspürten oder haben Sie		
Blasenprobleme, Brennen beim Wasserlassen	☐	☐
Juckreiz oder Brennen der Schamlippen	☐	☐
Scheidenausfluß	☐	☐
Harndrang, Gefühl, daß die Blase nie leer ist	☐	☐
vormenstruelle Spannung, Beschwerden, Gewichtsveränderung	☐	☐
sexuelle Unlustgefühle, Gefühlsverlust	☐	☐
Unterleibskrämpfe	☐	☐
hartnäckige Scheidenpilze	☐	☐
Fragen bei Kindern und Babys		
Bemerken Sie		
Windeldermatitis	☐	☐
Kolik-Häufigkeit	☐	☐
Hals-Nasen-Ohreninfekte mit häufigem Antibiotikaeinsatz	☐	☐

Die meisten Störungen können sich als harmlos erweisen, solange sie einzeln auftreten. Treten die Beschwerden aber im Verbund auf, sollte Ihr Arzt Sie auf Pilz untersuchen. In diesem Buch finden Sie Adressen von Labors, die sich auf mykotische Untersuchungen spezialisiert haben.
Es muß immer wieder betont werden, daß Pilzsymptome sich vielfältig zeigen. Man weiß nie genau, was ist Ursache, was ist Folge. Der Pilz beeinflußt den Körper auf verschiedenste Art, er kann ihn schwächen und somit jeder Infektion durch andere Erreger den Weg bahnen wie selbst zum Erreger werden.
Eine Pilzerkrankung durch Candida albicans basiert meist auf der Kombination mehrer Ursachen:

- Langzeitgebrauch von Antibiotika und Immunsuppressiva,
- Minderung der körpereigenen Abwehr,
- Störungen des physiologischen Milieus (Hautfeuchtigkeit, pH-Erhöhung in der Scheide),
- Stoffwechselkrankheiten wie: Adipositas (Fettsucht), Cushing Syndrom, Diabetes mellitus (Zuckerkrankheit), Eisenmangel, erhöhte Harnsäure, entzündliche Hauterkrankungen.

Eine Candidose (Candidosis, Candidiasis) der Haut ist oft das erste Anzeichen für Diabetes mellitus.[10]
Frauen sind in der Schwangerschaft besonders gefährdet. Obwohl Candida albicans nicht in die Darmflora eines gesunden Menschen gehört, findet man sie dort. Ausgeschieden wird sie regelmäßig, sowohl über den Stuhl wie auch den Speichel. Schmier- oder Kontaktinfektionen sind die Übertragungsmuster.
Es gibt Krankheitsbilder, deren Auftreten ursächlich von Candida albicans gefördert wird. Ist Ihre Haut angegriffen, sei es durch Neurodermitis oder andere Hautausschläge, haben Sie Probleme mit den Atemwegen? Die Haut ist unser größtes Atmungsorgan. Ist sie angegriffen und die inneren Atemwege ebenfalls, so leidet der Körper an Sauerstoffunter-

versorgung. Er kann seine chemischen Reaktionen, die der Aufspaltung der Nahrung dienen, nicht mehr voll erbringen. Nährstoffe erreichen die Zellen nur teilweise oder gar nicht. Die Folge ist: Der Körper ist unterversorgt. Ein nicht mehr ausreichend versorgter Organismus lebt mit einer Immundepression, ist krankheitsanfällig, ist geschwächt, nicht mehr resistent, die Schwächung führt zur »Erstarrung« der Candida, die nun ihr Unwesen treiben kann.
Die Unterversorgung durch Sauerstoff beeinträchtigt zusätzlich die Arbeit der körperlichen Müllabfuhr. Blut, Lymphe und Zellen können nicht mehr angemessen saubergehalten werden, also werden die Stoffwechselschlacken eingelagert. Die Einlagerung erfahren wir schmerzhaft als Ablagerungen im Muskel- und Knochensystem.
Allergiker spüren Candida albicans besonders; bei feuchtem Wetter fühlen sie sich zerschlagen und quälen sich durch den Tag. Kaum scheint die Sonne wieder, geht es ihnen besser. Warum? Feuchtes Wetter läßt die Pilze sprießen; die Menschen kostet es Kraft.
Hat Sie der Aufenthalt in manchen Kellern, Gebäuden, Garagen schon mal »umgehauen«? Und kaum hatten Sie solche Räumlichkeiten verlassen, fühlten Sie sich wieder wohl? Fühlen Sie sich in Räumen mit Klimaanlagen nicht wohl? In ihnen sitzen Pilze wie in feuchtem Gemäuer. Sind Sie allergisch auf Pilze? Kann ein Pilzgericht Ihnen nicht nur nicht schmecken, sondern Sie krank machen?
Ich habe nie verstanden, warum ich regelmäßig in der Vorweihnachtszeit solche Verwirrtheiten und Unwirklichkeitsgefühle in den Kosmetikabteilungen der Kaufhäuser hatte. Die Antwort ist banal: Es waren die Parfüms, die vor allem im Weihnachtsgeschäft reichlich, zu reichlich, als Kostproben versprüht werden, auf die ich so stark reagiert habe. Hatte ich das Kaufhaus verlassen, ließen die Probleme schnell nach. Tabakrauch löst bei vielen Allergikern ähnliche Bewußtseinszustände aus. Haushaltsreiniger und Chemikalien haben für diese Menschen ähnliche Wirkungen.
Sie haben Ihren Arzt aufgesucht und klagen über die viel-

seitigsten Krankheitssymptome; entsprechend vielseitige Untersuchungen werden vorgenommen, doch es findet sich keine monokausale Erklärung für Ihr Befinden. Müssen Sie mit einer solchen Antwort leben? Nein! Folgen Sie der Spur: Packen Sie den Pilz an. Machen Sie eine Pilzkur, essen Sie angemessen, nehmen Sie Medikamente ein. In der Anfangszeit werden diese Maßnahmen Überreaktionen hervorrufen. Diese haben ihr Gutes, sie zeigen, daß die Behandlung anschlägt. Es sind die abgestorbenen Pilze, die von der internen Müllabfuhr nicht schnell genug aus dem Körper entfernt werden können, die diese Reaktionen einer Erstverschlimmerung auslösen. Eine etwas reduzierte Therapie und die kurzzeitige Streichung von Milchprodukten in Ihrer Diät mindern das Problem etwas.

Wie schon gesagt, fördern vor allem langdauernde Verabreichungen von Antibiotika und Kortikoiden das Auftreten einer Candida, weil sie die körperliche Abwehr schwächen.

Antibiotika und Kortikoide töten

- die nützlichen Bakterien im Verdauungskanal und – bei Frauen – auch in der Vagina ab;
- zuckerreiche, denaturierte und unausgewogene (gestörtes Säure-Basen-Gleichgewicht) Nahrung füttert den Pilz gut, und er beginnt zu sprossen;
- das angegriffene Immunsystem kann nun den wuchernden Pilz nicht mehr aufhalten, seine überforderten Freßzellen können den Pilz nicht mehr stoppen.

Antibiotika fördern die Ausbreitung der Pilzkolonien

Die Entdeckung der Antibiotika veränderte das Leben der Menschen. Vor ihrer Entdeckung starben von 100 Menschen 25 an Infektionskrankheiten, heute sind es noch drei Prozent. Ein 50jähriger an Lungenentzündung Erkrankter hatte bis dahin kaum eine Überlebenschance. 1928 entdeckte Fleming eine Substanz, die nicht durch chemische Umsetzungen entstand, sondern aus dem Stoffwechsel von Schimmelpilzen.

Diese Schimmelpilze gelten als die gefährlichsten Feinde, die die Natur gegen Infektionserreger mobilisieren kann. Seine Entdeckung fand allerdings keinen Eingang in die Therapie. Dazu kam es erst 1940. 1939 experimentierten wieder zwei Chemiker in England, der eine Australier, der andere ein deutscher Emigrant, mit Schimmelpilzen. Sie brachten es fertig, das sogenannte Penicillin, die vom Schimmelpilz Penicillium notatum produzierte Penicillansäure, in kleinsten Mengen zu extrahieren. An einem englischen Bobby, der sich beim Rasieren geschnitten hatte und dem in die winzige Wunde virulente Bakterien eingedrungen waren, wurde die »Erfindung« erstmals angewendet. Sulfonamide, die er zuvor erhalten hatte, hatten keinen Heilerfolg erbracht. Nach der Penicillingabe war eine drastische Besserung zu verzeichnen; doch die geringen Vorräte waren bald aufgebraucht, und der Patient starb. Es bedurfte US-amerikanischer Organisationsfähigkeit, um das Penicillin zu einem »miracle-gag« zu machen, zu einer Wunderdroge, die heute jedermann immer in ausreichender Dosis zur Verfügung steht.
Doch die positive Wirkung der Antibiotika – vor allem der Breitband-Antibiotika – wird immer mit einer nachhaltigen Schwächung des Immunsystems erkauft, denn sie schädigen Gewebezellen und Darmflora. So retten Antibiotika auf der einen Seite zahlreichen Menschen das Leben, andererseits hinterlassen sie bei vielen von ihnen bleibende Schäden und Probleme. Eine Blasenentzündung, die durch Candida albicans ausgelöst wurde, kann man mit einem Antibiotikum nicht heilen. Bakterien, auch die nützlichen, werden vom Körper ausgeschwemmt, der Pilz überlebt. Schließlich sind viele Antibiotika aus Stoffwechselprodukten von Pilzen, Flechten und Algen gewonnen. Und die eigene Art zerstört sich in der Natur nicht.[11] Viel zuwenig Beachtung schenken wir auch jenen Antibiotika, die wir über die Nahrung, zum Beispiel Milch- und Fleischprodukte, zu uns nehmen.
In unseren Nebennieren wird das Hormon Kortisol produziert. Als Medikament, Kortison, wurde es um 1949 zur Behandlung von entzündlich-allergischen und bei speziellen

Hormonmangelzuständen eingeführt. Kortison ist ein Glukokortikoid, das heißt, es ist ein Wirkstoff, der regelnd in den Zuckerhaushalt des Körpers eingreift und Einfluß auf den Kohlehydrat- und Eiweißstoffwechsel nimmt. Wird Kortisol abgebaut, entsteht das viermal schwächere Kortison. Dieses Hormon regelt den Wasserhaushalt der Zellen und hemmt das Wachstum der faserigen Bindegewebszellen. Als Medikament verabreicht, unterdrückt es alle Immunfunktionen und stört die Funktion der Nebennierenrinde bei der körpereigenen Kortikoidproduktion. Unter Kortisongaben ist die Produktion der Killerzellen blockiert. Kortison vernichtet Lymphgewebe in den Lymphknoten und der Thymusdrüse, in der Folge kommt es zu Knochenentkalkung, Gewebeschädigung und Lymphödemen – den Wassereinlagerungen im Gewebe.
Schwerpunktmäßig werden Kortison und andere verwandte Wirkstoffe der Nebennierenrinde bei Entzündungen – die damit unterdrückt, aber nicht ausgeheilt werden können – und entzündlich-allergischen Hormonmangelzuständen eingesetzt. Als schwere Nebenwirkungen sind Infektanfälligkeit, Akne, Gewichtszunahme, Schlaflosigkeit, Magengeschwüre, Steroiddiabetes, Grüner Star und krankhafte Veränderungen der Skelettmuskulatur bekannt.[12]
John F. Kennedy, der an der Addisonschen Krankheit litt (einer Minderfunktion der Nebenniere), wurde schon vor seiner Präsidentschaft mit oralen Kortisongaben therapiert. Daß Hormonpräparate Bewußtseinszustände beeinflussen, war damals bereits bekannt. Schweizer und amerikanische Ärzte sagen, daß Kortikoide wie halluzinatorische Drogen wirken können.[13] Bei Dauerbehandlung wird die Nebennierenrinde zerstört, die die körpereigene Kortikoidproduktion unter sich hat. Kortison wird gegen Akne, Allergien, Asthma, chronische Bronchitis, Hautreizungen und Hämorrhoiden eingesetzt.
Sulfonamide, eine Gruppe von Chemotherapeutika gegen bakterielle Infektionen, wurden 1935 in die Therapie eingeführt. 1932 hatte der deutsche Arzt Gerhard Domagk die erste wirksame Verbindung, Pontrosil, gefunden. Die Ent-

deckung der Sulfonamide war für die Lebenserhaltung von derselben revolutionären Bedeutung wie die der Antibiotika. Domagks Tochter war eine der ersten Patientinnen, deren Leben durch Sulfonamide erhalten werden konnte. Sie hatte sich mit einer Stricknadel gestochen, die anschließende Blutvergiftung, die bis zu diesem Zeitpunkt den sicheren Tod bedeutet hätte, konnte ausgeheilt werden.

Sulfonamide werden bei Infektionen, etwa mit Streptokokken (Eitererregern), und bei infektiösen Harnweg- und Darmerkrankungen eingesetzt. Ihr wichtigster Zweck entspricht dem der Antibiotika: die totale Vernichtung von Mikroorganismen, auch der im Darm.

Zytostatika gehören ebenso zu den Immunsuppressiva. Diese Arzneimittel greifen hemmend in das Wachstum und die Vermehrung der Zellen ein oder töten sie ab. Im allgemeinen sind es Substanzen, die besonders rasch wachsende Zellen schädigen. Daher werden sie in der Chemotherapie maligner (bösartiger) Tumoren eingesetzt. Ihr Einsatz ist aber von schweren Nebenwirkungen für Haut, Haar, Knochenmark und erhöhter Infektionsgefahr begleitet. Zusätzlich bedrohen sie die Schleimhäute und damit die Darmflora.

Alle genannten Medikamente töten Mikroorganismen ab, totes Gewebe bleibt zurück. Der Pilz als »Aasfresser« kann sich jetzt daran gütlich tun. Candida-albicans-Zellen mutieren gleichzeitig unter dem Einfluß der Medikamente von harmlosen Keimen zu gefährlichen Krankheitserregern.[14] Der Nährboden für die Schmarotzer ist freigemacht worden; sie verbreiten sich jetzt, geben selbst Gifte ab, schwächen den Menschen weiter und machen krank. Die ausgeschiedenen Gifte wiederum beeinflussen den gesamten Stoffwechsel und das Immunsystem.

Der Kontakt mit den Pilzen allein ist es nicht, der uns krank werden läßt, sondern sie müssen in den Körper eindringen. Beim Gesunden verhindern dieses die natürlichen Barrieren des Körpers wie die Haut, säurehaltige Körperflüssigkeiten oder die Härchen der Nase. Ist aber der Boden günstig zur

Besiedelung, verhaken sich die Eindringlinge in der Schleimhautwand und multiplizieren sich.
Der ernsthafte Befall innerer Organe beginnt in den Därmen. Leben zu viele Schmarotzer im Darm und fühlen sie sich bedroht, dann schwappen sie über in die Blut- und Lymphwege. Die Menge der Pilzzellen löst dann vielfältige Reaktionen im Organismus aus, auf die später noch eingegangen wird.
Candida albicans wird durch sexuellen wie nichtsexuellen Kontakt übertragen. Der Pilz klammert sich an Bettüchern, Kissen, Kleidung fest. Auch die Atemluft, die uns umgibt, ist von lebenden Keimen erfüllt. Häuser und Keller, in denen Schimmelpilze leben, können anfallartige Symptome von Müdigkeit, Depressionen, Verschnupft- und Unwohlsein auslösen.
Auch Krankenhäuser bergen Gefahren. Unter der Vielzahl der Bakterien, die dort trotz aller Hygienemaßnahmem überleben, sind auch Candida-Pilze anzutreffen. Nirgends finden sich so viele resistente Stämme wie dort; Folge des großen Angebots von Desinfektionsmitteln. Gefährdet sind vor allem Dialysepatienten. Jede Operation, jede Behandlung der harnabführenden Organe, jede ärztliche Maßnahme, bei der Katheter eingesetzt werden, birgt die Gefahr der Pilzinfektion.
Wird der Pilz aus dem Körper vertrieben, bessern sich meistens auch die Grundkrankheiten. Mittlerweile ist man sicher, daß es eine Verbindung zwischen Candida-albicans-Infektionen und Krankheiten wie Colitis, Morbus Crohn, Neurodermitis, Kopfschmerzen, Unterzuckerung, Psoriasis, rheumatischer Arthritis, multipler Sklerose und Depression gibt. Candida albicans verstärkt die Symptome, ihre Beteiligung bleibt meist unauffällig, weil sie einfach nicht erkannt wird. Die ausgewerteten Standard-Blutwerte geben keinen Hinweis; der Arzt muß wissen, daß es die Pilze geben kann. Nur wer gezielt nach ihnen sucht, wird sie auch – meistens – finden. Wenn sich die Pilze im Darm fest niedergelassen und ausgebreitet haben, wird der Raum knapp. Da die Pilze Nahrung

brauchen, müssen sie sich ausweiten. Sie wählen daher den einfachsten Weg, den auch die Nährstoffe nehmen, um den Stoffwechsel aktiv zu halten: Sie drängen sich durch die Darmschleimhaut in das Blut. Hier finden sie wiederum paradiesische Zustände vor, denn das Blut ist süß. Rund zwei Teelöffel Zucker schwimmen durch unser Blut, und unser Körper arbeitet mit dieser Menge perfekt. Auch die durch den Körper fließende Lymphe bietet sich an. Der Pilz hat dann alle Bakterien überwunden, um später in den Organen Fuß zu fassen.

Die Vergiftung des Körpers

Das Blut fließt durch ein geschlossenes Gefäßsystem. Es transportiert Sauerstoff, Kohlendioxid, Nährstoffe, Wärme, Abfallprodukte, Abwehrkörper, Hormone und leider häufig auch Eindringlinge wie den Pilz. Damit der Pilz sich über das Blut weiter verteilen kann, braucht er bestimmte Voraussetzungen: Der pH-Wert des Blutes – das ist das Verhältnis von sauren und alkalischen Anteilen im Blut – muß ihm angenehm sein. Sauer wird das Blut, wenn ihm zuviel Eiweiß zugeführt wird (Fleisch, Fisch und Käse sind »saure«[15] Nahrungsmittel). Der Übersäuerung steuert der Körper mit Kalziumentzug gegen.

Nur arterielles Blut enthält Pilzzellen, weil die Leber Pilzzellen und Pilztoxine aus dem Blut herausfiltert und Überschüsse deponiert. Die Leber besitzt eigene Freßzellen, die sogenannten Kupfferschen Sternzellen. Die Kupfferschen Sternzellen sind nach dem deutschen Anatom Karl W. von Kupffer (1829–1902) benannt, der diesen sternförmigen zellulären Fangapparat im Innern der Leberkapillaren (Haargefäße), deren Spitzen untereinander in Verbindung treten und krankmachende Blutbestandteile auffressen, erstmalig beschrieb. Die Leber ist unser wichtigstes Entgiftungsorgan; sie ist das wärmste Organ. Da die Leber nicht zu spüren ist, »sie stumm leidet«, bemerken wir die Zeitbombe nicht. Die Leber

ist oft an einer Endomykose beteiligt. Werden die Pilze ausgeheilt, regeneriert sie sich ziemlich rasch.
Pilztoxine sind überaus giftige Stoffwechselprodukte. Pilze sterben im Körper ab und erneuern sich. Diese abgestorbenen Teilchen stören das Immunsystem. Sie fördern ein eigenes Krankheitsbild, eine eigene Form der Pilzvergiftung. Diese Pilzvergiftung ist nicht mit der Speisepilzvergiftung zu verwechseln, die als Myzetismus bezeichnet wird.
Warum sind Pilzgifte so gefährlich? Die Pilze vermehren sich unbemerkt in vielen Lebensmitteln, wie beispielsweise Obstsäften, Brot oder Marmeladen, und produzieren gleichzeitig Gifte. Und Pilze bilden sich selbst in unserem Organismus; wozu es aber nur kommt, wenn unsere Lebensmittel ihnen ein entsprechendes Milieu bieten. Die Pilze benötigen zum Überleben nicht nur reichlich Nahrung, sondern auch die richtige Temperatur. Letztlich produzieren sie so viel Gift, daß sie sich selbst bedrohen. Sie fühlen sich eingeengt, so daß wir die Giftstoffe auf schnellstem Weg ausscheiden müssen. Auf der anderen Seite brauchen die Pilze dringend eine bestimmte Menge an Giften, um die Bakterien der Darmflora in Schach zu halten, die ihnen sonst den Garaus bereiten würden. Die Pilze setzen ihr Gift ein, um das Immunsystem der Darmwand zu schwächen, damit es seinen ständigen Attacken nicht ausgeliefert ist.
Die Vergiftung des Körpers schreitet langsam voran, weshalb sie häufig übersehen wird. Nicht umsonst spricht man vom »leisen Tod durch Mykotoxine«. Bei erhöhtem Toxinanfall steigert sich der venöse Blutdruck und belastet das Herz zusätzlich. In der Blutbahn zirkulierende Pilzgifte machen uns krank. Die Toxine verursachen Schmerzen im Nacken, in der Rückenmuskulatur, in den Gelenken und Knochen. Das Befinden ähnelt dem des rheumatischen Formenkreises und der Gicht. Und dieses Bild verstellt den Blick auf den Pilz. Die Sicht ist fixiert auf das Symptom feststehender Krankheitsbilder. Die Candida-Toxine tragen den Namen Canditoxine.
Pilztoxine sind widerstandsfähig. Einige überleben Hitze bis knapp 160 Grad Celsius – das heißt, Kochen tötet sie nicht.

Andere überstehen Behandlung mit Säuren und Bestrahlungen. Wieder andere fühlen sich in der Kälte noch durchaus wohl.
Die verschiedensten Pilzarten bilden zusammen bis zu 400 den Wissenschaftlern bekannte Pilzgifte. Sie kommen in Lebensmitteln und Futtermitteln vor und können bei Genuß zu lebensgefährlichen Krankheiten führen. Aflatoxine sind wohl die bekanntesten der Pilzgifte. Sie sind in winzigen Mengen bereits so schädlich, daß sie Leberkrebs auslösen können. 1960 starben in England 100 000 Truthähne an Futtermitteln, die Aflatoxine enthielten.
Toxische Symptome können nach wenigen Stunden oder noch nach 14 Tagen auftreten und Beschwerden verursachen. Pilztoxine werden auch bei einer medikamentösen Behandlung ausgelöst, müssen vom Arzt beobachtet werden und sind ein eindeutiger Hinweis, daß das Anti-Pilz-Medikament wirkt.
Zusammengefaßt:
- Große Mengen an Pilzgiften im Körper machen uns krank;
- in der Immunabwehr herrscht Chaos;
- Toxine hindern den Körper, T-Lymphozyten herzustellen, die Killerzellen, die speziellen Zellen der Immunabwehr;
- Toxine lösen lebensgefährliche Krankheiten aus.

Pilze und freie Radikale

Durch die sich ausbreitenden Pilze werden Darmwände durchlässiger. Eiweiße aus der Nahrung, die der Körper entgiften, beziehungsweise ausscheiden sollte, gelangen über den Darm in den Blutkreislauf. Hier verbinden sich die Eiweißanteile mit dem Spurenelement Selen zum Enzym Glutathion-Peroxidase, das die freien Radikale zerstört und alle Zellen des Körpers schützt. Früher nannte man die Enzyme (en zyme = in der Hefe) Fermente. Enzyme sind Eiweißkörper, die als Biokatalysatoren (unentbehrliche Wirkstoffe, die eine chemische Reaktion im Organismus herbeiführen) die Vielfalt gleichzeitiger Stoffwechselvorgänge steu-

ern. Sie sind der Steuermann auf dem Schiff. Diese Verbindungen aus Eiweiß und Vitaminen schließen Wunden, regeln die Blutgerinnung, verhindern Muskelkater, lindern Schmerzen und gehen gegen Entzündungen an.
Freie Radikale spielen bei chronischen Krankheiten eine große Rolle. Es handelt sich um Moleküle mit negativer Ladung (Elektronen) im Blut. Da sie unvollständig sind, suchen sie nach Teilchen mit positiver Ladung einer anderen Verbindung, wie Fett, Eiweiß oder Zellwänden, reißen sie an sich und verletzen dabei ein anderes, gesundes Molekül, das jetzt zu einem freien Radikal wird und sich wiederum zu ergänzen versucht.[16] Dieser Vorgang vollzieht sich während des Sauerstoffstoffwechsels der Zellen. Der Hauptübeltäter unter den freien Radikalen ist in diesem Fall der Sauerstoff. Er wartet nicht, bis sich das positive Teilchen mit ihm verbunden hat, damit er sich zu Wasser verwandeln kann. Es kommt zu einer Kettenreaktion in den Zellen. Die roten Blutkörperchen und die Blutgefäße werden Opfer des aggressiven Verhaltens der negativ geladenen Moleküle.
Fehlt nun Selen oder wird dem Blut zuviel Eiweiß zugeführt, können sich beide nicht mehr mit zum Enzym verbinden. Die freien Radikalen verflechten nun die übrigen Eiweißstoffe und schnüren die Zellen ein. Je mehr freie Radikale aktiv sind, desto mehr gesunde Zellen werden vernichtet. Das Endprodukt ist eine Art »biologischer« Rost. Sind viele Toxine und ungebundene Eiweißstoffe im Blutkreislauf im Umlauf, so wird zuviel »Rost« auf einmal produziert, mit dem der Körper nicht mehr fertig wird. Dieser lagert sich im Körper ein und wird als typischer brauner Altersfleck auf der Haut sichtbar. Die in den Blutkreislauf eindringenden Eiweiße können Nahrungsmittelallergien auslösen. Erhöht wird das Risiko durch die Pilztoxine, die das »Rosten« unterstützen und beschleunigen. Außerdem stören die freien Radikale die enzymatischen Prozesse im Körper, es folgen Entzündungen.
Die »Eiweißmast« im Körper löst Schmerzen aus, die bis in die Gelenke reichen, das ist der Grund, warum viele Patienten, die mit Pilzen zu kämpfen haben, über Gelenkschmerzen kla-

gen. Hinzu kommt, daß das Endprodukt des Eiweißabbaus Harnsäure ist, die bekannterweise zu Gefäßverkalkung, Gicht und anderen Krankheiten führen kann.
Zusätzlich bilden die Hefepilze ihrerseits eiweißspaltende Enzyme. Hydrolytische Enzyme von Candida albicans, diejenigen, die für ihre chemische Reaktion Wasser benötigen, werden als besonders krankmachend angesehen. Diskutiert wird, ob sie die Fähigkeit haben, in gesundes Gewebe einzudringen, sich dort zu vermehren und durch Gifte den Organismus zu schädigen.
Die Natur hat unserem Körper Mittel gegen diese Reaktionen zur Verfügung gestellt. Man nennt sie Antioxidantien oder Radikalenfänger. Die wichtigsten sind die Mineralstoffe Selen und Zink und drei Vitamine, Vitamin A, seine Vorstufe Betacarotin, die Vitamine C und E. Sind sie in genügender Menge im Körper vorhanden, wirken sie den freien Radikalen entgegen. Enzyme inaktivieren zusätzlich die freien Radikalen.
Der Pilz bedroht uns überall: auf Reisen, in der Bahn, im Flugzeug oder an Bord eines Schiffes. Vor Antritt einer Reise werden Sie vor vielen Krankheiten gewarnt, jedoch nie vor der Pilzinfektion. Nicht immer ist das Essen in den Reiseländern, die der Abenteuerlustige heute besucht, in Ordnung. Wie schnell, wie leicht haben Sie Pilze und ihre Gifte verspeist. Die Infektion erfolgt zwar während einer Reise, jedoch können Wochen, Monate, Jahre vergehen, bis sich die Pilze zu multiplizieren beginnen und ernsthafte Probleme bereiten. Der dimorphe Pilz – Candida albicans – hat den Vorteil, sich entsprechend der Temperatur von der Hefeform in die Schimmelform verwandeln und so überleben zu können.
Es erstaunt mich immer wieder, wie sorglos »Candida-Träger« sich verhalten. Wie jede Krankheit appelliert auch die Pilzerkrankung an das Verantwortungsgefühl des Betroffenen. Durch Hand- und Mundkontakt werden auch der Partner, die Kinder, die ganze Umgebung in die Gefahrenquelle Pilz mit einbezogen. Geht nun ein Pilzerkrankter – er fühlt sich ja wohl und will etwas für die Gesundheit tun – in die Sauna, ins Schwimmbad oder zum Sport, so ist schon für eine sichere

Ausbreitung des Pilzes gesorgt. Natürlich ist jeder für seine eigene Gesundheit, für sein eigenes Immunsystem verantwortlich, und jeder hat dafür zu sorgen, daß er sich eben nicht ansteckt. Aber eine Krankheit bewußt oder aus Unachtsamkeit weiterzuverbreiten, anstatt sie ernsthaft zu bekämpfen, ist nicht sehr »umwelt- oder menschenfreundlich«.

Ein weiterer Pilz der Gattung Candida ist die Candida stellatoidea. Sie bildet Chlamydosporen, Mantelsporen. Candida stellatoidea findet sich zumeist im Genital- und gesamten Verdauungskanal. Sie verursacht keine Beschwerden.

Der Hefepilz Torulopsis glabrata ist fast identisch strukturiert und wird daher der Candida-Art zugerechnet. Er braucht viel Feuchtigkeit und tritt weit seltener auf.

Eine Candida-Sepsis schafft schwere Krankheitsbilder mit Infektionen. Blut- und Lymphwege werden von Pilzen und deren Giften überschwemmt. Auf 100 der üblichen bakteriellen Blutvergiftungen kommen etwa 50, die durch Pilze der Gattung Candida verursacht werden.[17] Besonders gefährdet sind Patienten mit Alkoholmißbrauch und solche, die unter Immunsuppressiva stehen. Neben Organen – oft sind Herz oder Nieren betroffen – sollte stets der Augenhintergrund untersucht werden, denn hinter einem »suppenden, schmerzenden« Auge kann der Pilz stecken.

Die chronische mukokutane Candidose (CMC) ist ein sehr therapieresistentes chronisches Krankheitsbild, das selten auftritt. Schleimhäute und Nägel, seltener die Haut, sind betroffen. Bei Kindern unter zehn ist sie häufiger. Diabetes mellitus und Schilddrüsenüber- und -unterfunktionen können sich im Gefolge zeigen. CMC kann als Spätform nach dem 35. Lebensjahr auftreten, häufig in Verbindung mit Eisenmangel und Störungen im Vitaminhaushalt. Eine Ausdehnung auf den Verdauungskanal wird selten beobachtet.

Vielfältig sind die Symptome, die Candida albicans auslöst. Jedes Organ ist mit dem anderen verbunden, und über das Blut und die Lymphbahn erreichen die Pilze jeden Ort. Folgende Organe sind am häufigsten betroffen:

– Gehirn, Augen und Ohren,
– Schilddrüse,
– Herz,
– Magen, Bauchspeicheldrüse, Leber,
– Nieren, Nebennierendrüsen,
– Sexualorgane von Mann und Frau,
– Knie und Zehen.

Canditoxine lösen immer an den Schwachstellen des Körpers die unterschiedlichsten Symptome aus, denn dort haben sich größere Nester gebildet.

Jedes Organ kann Symptome zeigen, vor allem aber das hormonale und das Verdauungs- und Nervensystem (siehe die Kapitel 6–9). Kein Betroffener hat die Beschwerden des andern, dennoch gleichen und wiederholen sich die Bilder. Die Pille, von vielen Frauen ohne Probleme jahrelang vertragen, löst plötzlich Krankheiten aus. Die Einnahme von Antibiotika führt zu chronischen Gesundheitsproblemen. Unverträglichkeiten im Kontakt mit Haushaltsreinigern und anderen chemiebeladenen Stoffen machen das Leben schwer.

3. Unheimliches Wachsen im Körper und wie man es aufdeckt

Den meisten Ärzten fehlen Fachwissen und gründliche Ausbildung auf dem Gebiet der Mykosen. Viele Menschen fühlen sich krank und wissen nicht, warum. Wie bei einer Reihe anderer Krankheitszustände wandern Kranke von Arzt zu Arzt, ohne eine klare Diagnose zu erhalten. Da die Symptomatik diffus ist, fällt es zunächst schwer, diese Volksseuche zu erkennen. Obwohl Candida albicans zunächst ein harmloser Hefepilz ist und in der Darmflora der meisten Menschen vorkommt, kann er gefährlich werden, wenn das Darmmilieu nicht mehr stimmt. Begünstigen also bestimmte Faktoren seine Ausbreitung, vermehrt er sich rasch und verursacht eine Vielzahl akuter und chronischer Symptome, die auf den ersten Blick kaum mit einer Pilzerkrankung in Zusammenhang zu stehen scheinen – Zusammenhänge, die von vielen Ärzten heute noch nicht gesehen werden.

Candida albicans ist ein Opportunist, das heißt, sie paßt sich der jeweiligen Situation an. Der Pilz sitzt in den Startlöchern. Sobald die Immunlage des Körpers angegriffen ist, breitet er sich aus. Und heute hat er Chancen wie nie zuvor, und der Pilz braucht nicht lange darauf zu warten,

- daß Dauerstreß das Immunsystem übermüdet,
- daß Breitspektrum-Antibiotika die Darmflora zerstören,
- daß moderne Überernährung zu einer Unterernährung an lebenswichtigen Vitaminen und Mineralien führt,
- daß mit Chemikalien überladene Kleidung und synthetische Fasern die Haut irritieren und die Körpertemperatur stören,

– daß Schaumbäder, parfümierte Körpercremes, antibakterielle Seifen den natürlichen Hautschutz irritieren, die schützenden Bakterien zerstören,
– daß häufige Partnerwechsel für weitere schnelle Ausbreitung sorgen oder Wiederansteckung durch den ständigen Partner erfolgt,
– daß bei Frauen ein hoher Östrogenlevel – entweder durch Einnahme der Antibabypille oder Schwangerschaft – vorliegt,
– daß eine allergische Veranlagung gegen Candida albicans endlich Kreuzreaktionen (das sind Wechselreaktionen mit anderen Pilzen) auslöst. Nahrungsmittel, die Hefe enthalten, werden nicht mehr vertragen.

Kreuzreaktionen treten bei Allergikern auf. Wer unter Candida albicans leidet, hat auch meistens mit Allergien zu tun. Unser Immunsystem verwechselt die Substanzen, die Candida-ähnlich aufgebaut sind (Pilze der verschiedensten Käsesorten, Bier- oder Backhefe), und löst Abwehrreaktionen aus, aber auch völlig Artfremdes (Blütenpollen, Obst, Getreide) läßt uns plötzlich allergisch reagieren.

Nun ist es durchaus möglich, daß im Körper bereits ein alter Virus schläft. Zum Beispiel bleiben Herpesviren, einmal im Körper eingelebt, maskiert erhalten und schwächen das Abwehrsystem. Der Pilz kommt in ein gut vorbereitetes Terrain. Er bildet aus seinen lebenden Zellen sofort neue Kolonien. Andere Zellen sterben ab, Toxine bleiben übrig und müssen vom Immunsystem aus dem Körper getragen werden. Diese Ableger und die Pilzgifte stören und schwächen letzteres weiter. Es muß bereits spezielle Antikörper einsetzen, die nur gegen den so anpassungsfähigen Pilz vorgehen.

In der Zwischenzeit werden die Herpesviren wieder aktiv. Der Körper ist genötigt, Antigene in den Kampf zu schicken, was zur Folge hat, daß er noch mehr Kraftreserven und Energie zur Verfügung haben müßte. Der Alltag wird zum Dauerstreß. Falsche Ernährung, Umwelteinflüsse, Streß bei der Arbeit oder in der Familie. Alles wird zuviel. Das Immunsystem gerät in eine Immundepression.

Die Herpesviren ziehen sich aufgrund medikamentöser Behandlung in den Körper zurück, der leise Kampf hinter den Kulissen gegen Candida albicans geht weiter. Kein Körpersystem läßt sich ungestraft über Monate und Jahre überfordern: Eine neue Krankheit entwickelt sich, vielleicht rheumatische Beschwerden, sie werden mit einschlägigen, scheinbar erfolgreichen Medikamenten behandelt. Es scheint, als wäre alles »im Griff«. Im Hintergrund setzt aber der Pilz seinen Zerstörungsfeldzug fort.

Mit der Zeit wechseln die Krankheiten nur noch ihr Erscheinungsbild, die Symptome werden in immer kürzeren Abständen ausgetauscht. Immer häufiger suchen so geplagte Patienten den Arzt auf. Es scheint, als hätten Sie ein ureigenes »Anrecht« darauf, viele Krankheiten persönlich kennenzulernen. Das Leben betrachten Sie nur noch durch die Augen der Krankheit, und trotzdem sehen Sie den »Wald vor lauter Bäumen nicht«. Hoffnungslosigkeit, Pessimismus und Verzweiflung machen sich breit. Neid auf andere Menschen, die voller Freude und Aktivität ihr Leben gestalten, kommt dazu. Manche beginnen mit »Selbsttherapie« oder wechseln häufig den Arzt mit dem Ergebnis, trotzdem keinen Schritt weiterzukommen.

Dieses Buch soll helfen, den Weg zu verkürzen, die richtige Lösung mit dem Arzt zu finden. Denken Sie einmal daran, falls Sie unter Diabetes mellitus leiden, unter Neurodermitis, Akne, trockener Haut, Psoriasis, Nieren-, Leber-, Drüsen- oder Bronchialproblemen, daß Candida albicans an diesen Krankheiten beteiligt sein könnte.

Der Pilz ist nie der Auslöser der Krankheit, er bereitet ihr den Weg! Verringern Sie die Möglichkeit zu erkranken, schicken Sie dem Pilz rechtzeitig eine »Kündigung«. Es ist absolut sinnlos, »gesunder« Ernährung zu frönen, gesunden Sport zu treiben, die den Pilz unterstützen, Ihr Inneres zu zerstören.

Pilze besiedeln Haut und Mundraum

Nur wenn die natürliche Resistenz der Haut nicht funktioniert, können Pilze sich darauf niederlassen. Die Haut regeneriert sich laufend, Schweiß und Talkabsonderungen halten sie abwehrbereit. Außerdem isolieren bakterielle Keime. Flüchtige Fettsäuren im Säureschutzmantel verhindern, daß Pilze sich ansiedeln. Der normale pH-Wert der Haut liegt zwischen 5,0 und 6,0. Quillt die Haut auf und ist feucht, weicht die obere Hautschicht auf. Die Pilze haben freie Bahn. Sie scheiden Ammoniak aus, der Säureschutz der Haut wird alkalisiert, verändert und zerstört. Der Pilz sitzt fest. Deshalb wird nach dem Schwimmen, der Sauna oder in der Turnhalle immer darauf hingewiesen, sich nicht nur die Füße gut abzutrocknen. In dieser Umgebung findet der Pilz genau das richtige Milieu zum Siedeln.

Hautpilze können trotz Therapie ohne Symptome leben und immer wiederkehren.

Auch im Verdauungskanal leben Pilze jahrelang, ohne Beschwerden zu verursachen. Ist der pH-Wert einmal verändert, haftet Candida albicans an Haut oder Schleimhaut. Übersehen wird, daß sie in der Speiseröhre haften und dort Ärger und Beschwerden verursachen kann.

Eine intakte Haut- oder Schleimhautbarriere kann der Pilz nicht durchwandern. Hat er sie jedoch genügend angegriffen und dünnwandig gemacht, bekämpfen Freßzellen, die in großen Mengen im Blut schwimmen, den Eindringling. Auch Zellen haben eine natürliche Resistenz gegen Pilze. Die letzten Kämpfer des Immunsystems sind die Milz und die Leber. Die Milz ist die Vorkammer der Leber. Während in 24 Stunden das gesamte Blut des Körpers rund 500mal durch die Milz fließt, siebt sie größere schädliche Fremdstoffe, überalterte Blutzellen und Bakterien aus. Das Blut fließt weiter zur Leber, die es auf Nährstoffe hin chemisch kontrolliert. Nicht verwendbare Substanzen werden abgebaut und teils über die Galle ausgeschieden, das gereinigte Blut auf die Reise durch den Körper geschickt.

Ist jedoch das Immunsystem angegriffen – und das ist es normalerweise aufgrund unserer Ernährungsweise, den Umweltgiften und den eingenommenen Medikamenten –, so ist die interne Abwehr nicht voll funktionsfähig. Candida albicans wird nur noch teilweise aus Blut, Lymphe und den Zellen beseitigt. Was übrig bleibt, bildet weiter Keimschläuche, durchbricht den Mantel der Freßzellen, wächst in Form von Hyphen in sie hinein und vermehrt sich in ihnen weiter (siehe Kapitel 7).

Häufig ist der Darm mit Pilzen befallen, ohne daß der Patient es ahnt. Es zeigen sich kaum Reaktionen. Über den Stuhl werden nur wenige Pilze ausgeschieden. Die am meisten frequentierten Belagerungsorte mit nur wenigen Symptomen sind Mundhöhle, Speiseröhre und der Verdauungskanal.

Eine Semmel genügt. Genüßlich beißen Sie in dieses knusprige, noch warme Gebäck, die Butter und ein feiner Käse zerfließen auf Ihrer Zunge. Herrlich, wie sie mit einem leicht süßlichen Geschmack auf der Zunge vergeht. Sie brauchen nicht einmal groß zu kauen. Diese Süße lieben Pilze, diese sehr genügsamen Feinschmecker. Sie bauen Glucose, das ist Einfachzucker, mit Hilfe von Sauerstoff ab und gewinnen so ihre Energie. Mit jedem Bissen von Ihrer Semmel pressen Sie neues Futter für die Pilze hinter Ihre Zähne und in die Schleimhäute der Mundhöhle.

Am leichtesten verstecken sich die Pilze in einem Loch im Zahn. Auch Zahnfleischtaschen oder Zahnstein eignen sich hervorragend als Hinterhalt. Und falls Sie eine Zahnoperation erlebt haben – der Faden war vielleicht gegen Bakterien, aber nicht gegen Pilze behandelt –, haben Sie nichtsahnend dem Pilz das Tor geöffnet. Antipilzmedikamente finden diese Schlupfwinkel später nicht – sie rutschen zu schnell durch den Mund – mit der Folge sich wiederholender Ansteckungen. Pilze werden für Gebißschäden mitverantwortlich gemacht.

Viele ältere Menschen klagen über einen trockenen Mund und leiden häufig unter Gebißproblemen. Gewebeschwund der Speicheldrüsen ist hauptsächlich für diese Störungen verantwortlich, die Einflüsse von Gebißkomplikationen und/ oder Medikamenten können nicht ignoriert werden. Untersuchung auf IgA-Konzentration im Speichel wurde in bezug auf die orale Infektionskontrolle als befriedigend bezeichnet. Doch viele der untersuchten Prothesenträger wiesen einen starken Candida-Befall im Mund auf. Bei Zahnverlust ist es physiologisch gesehen vorzuziehen, Implantate einzusetzen, statt die herkömmlichen Gebißplatten.[18]

Die Zahnbürste, die Tag für Tag mehrmals benutzt wird, unterstützt den Pilz ebenfalls hervorragend. Sie steht in ihrer freien Zeit im feuchtwarmen Milieu des Badezimmers, der Pilz vermehrt sich auf ihr. Wegen des engen Pilzrasens sollte sie nie länger als zwei Wochen benutzt werden. Zur Mundhygiene zählen bei Pilzbefall Zahnsalze, die mit Kohlensäure Speisereste und Pilze lösen und wegspülen.

Pilze sind hart im Nehmen. Kunststoffe bohren sie regelrecht an: Ein stechendes, brennendes und juckendes Gefühl herrscht unter der Prothesen- oder Kieferplatte. Schlecht angepaßter Zahnersatz fördert den Pilzbefall. Der Kieferknochen bildet sich zurück, im Mund entwickeln sich Hautfalten, die das Hefewachstum fördern. Prothesen sollten deshalb jede Nacht mit pilztötenden Mitteln gereinigt werden.

Der Belag auf der Zunge ist weiß bis braun. Manchmal entsteht auch ein unangenehmes trockenes Gefühl auf der Oberfläche. Nicht jeder Zungenbelag ist aber von Pilzen verursacht. Es gibt Beläge aus Mischinfektionen mit anderen Keimen und Bakterien. Im Mund hausen ungefähr 25 verschiedene Bakterienstämme, die meistens bei Kontakt mit dem sauren Magensaft sterben.

Pilzbedingte Aphten (Mundausschlag) siedeln in der Mundschleimhaut und lösen Entzündungen und Bläschen aus. Sie treten häufig als Reaktion auf eine Infektion im Innern des Körpers auf und stehen in Beziehung zu Verdauungsstörungen und zur Menstruation. In und um die Aphten selbst finden sich keine Pilze. Deshalb ist es nutzlos, sie mit Tinkturen direkt vor Ort zu behandeln, da das Grundübel nicht angepackt wird. Die dazugehörigen Pilze sitzen fernab im Darm.

Über den Speichel werden die Pilze verschluckt, oder sie steigen in den Nasenraum, zu den Ohren oder zur Gesichtshaut auf. Auf dem Weg zum Magen rutscht Candida albicans, vermischt mit Nahrung und Speichel, durch die Speiseröhre. Diese ist im ersten Drittel seltener, in den unteren zwei Dritteln am häufigsten und stärksten betroffen. Symptome wie Fremdkörpergefühl, Erbrechen, Sodbrennen und Mundgeruch treten auf.

Es ist Feierabend. Zu Abend haben Sie schon gegessen, und jetzt sitzen Sie endlich in gemütlicher Runde und genießen ein Gläschen Wein. Sicher hat Ihnen das Dessert zum Abschluß besonders gut gemundet? Wein und Süßspeise, beide haben bewirkt, daß sich der Säurewert des Magens verändert hat. Das Essen bleibt länger im Magen liegen, der Magensaft verrichtet seine Arbeit, und der Nahrungsbrei fließt in den Dünndarm. Durch die längere Belastung wird der Magen sauer, er entzündet sich. Zu dieser Zeit fängt die Nahrung bereits zu gären an.
Dem Pilz kann die Magensäure nichts anhaben. Er setzt sich trotzdem durch und läßt sich nieder. Es ist sehr schwierig, den Befall des Magens festzustellen, was aber nicht gleichbedeutend damit ist, daß er nicht befallen wäre. Häufige Entzündungen, Magenschmerzen, Sodbrennen legen den Gedanken an Candida albicans nahe; natürlich können auch andere Auslöser vorliegen. Noch ungeklärt ist, ob Magengeschwüre schlechter heilen, wenn sie von Pilzen besiedelt sind. Völlige Heilung dagegen ist nur möglich, wenn Pilzbefall ausgeschaltet wurde. Der Magen hat die Bakterien mit Hilfe der Magensäure heraussterilisiert. Überlebt haben nur sehr wenige, und natürlich Candida-albicans-Pilze. Diese verlassen nun den Magen.

Die Reise durch den Verdauungstrakt

Im Dünndarm erwartet den Pilz das entgegengesetzte Milieu, denn der Dünndarm ist stark alkalisch. Während der Nahrungsbrei durch den drei bis vier Meter langen Dünndarm bewegt wird, werden dem Brei die Nährstoffe entzogen. Die Schleimhaut des Dünndarms ist durch Falten und Zotten gewaltig vergrößert. In dieser Schleimhaut werden Verdauungshormone hergestellt, die das Verdauen von Eiweiß, Fetten und Kohlehydraten ermöglichen. Durch seine Muskelbewegung nimmt der Darm die Pilze mit. An dessen Schleimhaut klammern sie sich eilig fest, verteilen sich in den Dickdarm hinein. Hierher gelangt der Speisebrei, wo Bakterien, kleine Geißelalgen und Pilze, ungestört von den Säuren und Gärstoffen, gedeihen können. Der Brei wird von den harmlosen Organismen aufgespalten und dem Körper zur Energieverbrennung zur Verfügung gestellt. Die Pilze leben von den Überresten unserer Mahlzeiten, scheiden Toxine aus und schicken diese Giftstoffe auf die Reise. Es heißt nicht umsonst: »Der Tod sitzt im Darm.«

Die Leber können wir sehr leicht mißbrauchen, denn an diesem Organ spüren wir keine Schmerzen. Aber ganz ungeschoren kommen wir nicht davon. Denn sie läßt Schmerzen in andere Körperteile ausstrahlen, mit denen wir sie nicht in Verbindung bringen. Kopf-, Rücken- oder Muskelschmerzen spüren wir sehr wohl, doch die Leber leidet still. Einen Hinweis auf sie kennen Ärzte allerdings: Müdigkeit ist der Schmerz der Leber, und unter anfallartiger Müdigkeit und Erschöpfungszuständen leiden viele Patienten mit Candida albicans. Störungen der Leber-Gallen-Funktionen strahlen in andere Körperregionen aus. Schlafstörungen, Sehschwäche, Juckreiz, Kopfschmerzen, Depressionen, Gelenkbeschwerden deuten auf die Leberüberbelastung durch Pilze oder andere Krankheiten hin.

Die Leber ist mit ihren eineinhalb Kilogramm die schwerste Drüse unseres Körpers und ein lebenswichtiges Organ. Sie entgiftet und zerlegt die ihr zugeführten Stoffe, die abtrans-

portiert werden. Deponiert wird hier, was nicht abgebaut werden kann und später zur Leberüberlastung führt.
Eine ihrer wichtigsten Funktionen ist die Entgiftung von Stoffwechselschlacken und Stoffen, die über die Nahrung, das Blut, die Atemluft und die Schleimhäute aufgenommen wurden. Auf diese Weise werden täglich Umweltgifte, Nikotin, Alkohol, Medikamente und, nicht zu vergessen, Pilze und deren Gifte ausgefiltert und abgebaut. Die Leber ist bei Pilzinfektionen nicht vergrößert, aber sie kann trotzdem überfordert sein. In den Gallenwegen, die von der Leber abgehen, werden nur sehr selten Pilzbällchen angetroffen. Auch die Milz als Vorreinigungsorgan – sie fängt erste Blutverunreinigungen auf, bevor sie in die Leber gelangen – sollte untersucht werden.
Frauen werden häufig in der Vagina befallen, verstärkt während der Schwangerschaft oder wenn sie die Antibabypille einnehmen. Während dieser Zeit findet der Pilz ideale Bedingungen vor, in der Vagina ist es nicht nur feucht, warm, dunkel und weich, auch das innere Milieu ist verlockend. Wird dann nur lokal behandelt, verschwinden zwar die Symptome, doch der Pilz lebt im Darm weiter.
Candida-Hefezellen können auch in Gehirn und Augen festgestellt werden. Deshalb ist es notwendig, bei jeder Candida-Infektion den Augenhintergrund zu spiegeln.
Bei Herzkrankheiten bestehen oft längerwährende lokale Vorschäden. An der Endocarditis mycotica, der Endokarditis (Entzündung der Herzinnenhaut) durch Pilzbefall, die meist von einem Lungenherd auf die Herzwand übergreift, ist die von Candida befallene die häufigste.
So selten Candida albicans sich in den Bronchien zeigt, so häufig sind die Symptome. Zeigen sich Schäden im Immunsystem eines Organs können Folgeschäden an einem anderen auftreten. Solche Beschwerden zeigen sich zum Beispiel oft in den Bronchien, den Nasennebenhöhlen, den Harnwegen und der Vagina.
Auch Hefepilze befallen die Lunge. Größere Pilznester lassen sich sogar auf einem Computertomogramm erkennen. Die

Symptome ähneln der einer Lungentuberkulose. Doch weit häufiger sind es die Schimmelpilze, die durch die Atemwege ihren Einzug in die Bronchien und die Lunge halten. Sie lösen – während sie wachsen – Hustenanfälle aus, so daß die Sporen wieder ins Freie geschleudert werden. Doch einen angesiedelten Pilz wird das Abwehrsystem durch Abhusten allein nicht mehr los.
Harnwege und Nieren gelten als eines der häufigsten Ziele. Die Pilzzellen wuchern als dichter Belag, durchwachsen die Nieren und verhindern den Harnabfluß. Sie können sogar Nierensteine vortäuschen. Der Infektionsweg verläuft entweder über die Blut- und Lymphbahnen oder aufsteigend über das Genital und die Harnwege bis zu den Nieren.
Bei Candida albicans und deren Giften wird immer wieder übersehen, daß alle Systeme im Körper die Pilze ausschwemmen und verteilen und daß sich Candida dann mit den Organen verwächst, sie in ihren lebenserhaltenden Funktionen nachhaltig stört und so in das Gesamtbefinden des Wirts sehr tief und zerstörerisch eingreift.

Die Diagnose

Eine Pilzerkrankung ist von der Menge der angesiedelten Pilze abhängig. Kleineren isolierten Nestern im Verdauungskanal begegnet das Immunsystem, und sie werden abgetötet. Bei der Diagnoseerstellung gibt es immer noch Schwierigkeiten.

Tabelle 2: Nachweis von Candida albicans

in/auf	*Untersuchungsmaterial*	*Nachweis von Antikörpern*	*Nachweis von Antigenen*
Haut, offene Wunden	Hautschuppen, Eiter Sekret		
Nägel	abgefräste Nagelpartikel		

in/auf	*Untersuchungs-material*	*Nachweis von Anti-körpern*	*Nachweis-von Anti-genen*
Haare	nahe der Haut ausgezupfte Haarstümpfe mit trockenem Sekret	×	×
Gehirnentzündung, Hirnhautentzündung	Mundabstrich, Liquor, Urin, Stuhl	×	×
Auge, Ohr	Abstrich mit Wattestäbchen, Sekret		
Mund, Hals	Abstrich mit Wattestäbchen		
Bronchien, Atemwege	Sputum, Sekret, Mundabstrich mit Wattestäbchen	×	×
Herzinnenhaut (Endokarditis)	Mundabstrich, arterielles Blut aus der Vene, Urin, Stuhl	×	×
Niere, Blase	Mittelstrahlurin, Stuhl, Genitalabstrich zum Ausschluß von Pilzbefall	×	×
Verdauungstrakt	Mundabstrich, Stuhl	×	×
Genital, Frau	Abstrich mit Wattestäbchen		
Genital, Mann	Abstrich mit Wattestäbchen, Ejakulat		

Candida kann schon bei Neugeborenen auftreten, sie können sich während der Geburt bei der Mutter anstecken. Babys haben noch keine voll entwickelte Darmflora, aus diesem Grunde hat der Pilz hier leichtes Spiel. Das Abwehrsystem ist

noch ungenügend ausgebildet, es entwickelt sich erst mit der Aufnahme der Muttermilch.
Eine schwangere Frau sollte sich in jedem Fall auf Candida albicans untersuchen lassen, um eine mögliche Weitergabe des Pilzes zu verhindern.
Im jugendlichen bis zum mittleren Alter gibt es meist Schwächen im Blutsystem (etwa bei hormonellen Umstellungen); Immunsuppressiva sind vielleicht auch schon eingesetzt worden.
Im späteren Lebensalter bereiten chronische Risikokrankheiten dem Pilz den Weg. Zwischen Pilz und Grundkrankheit besteht ein Zusammenhang.
Oft kann der Pilz aufgrund technischer Pannen nicht nachgewiesen werden; eingeschickte Proben wurden unsachgerecht behandelt. Fremde Bakterien haben sich auf das Untersuchungsmaterial gesetzt, selbst während der Laboruntersuchung; das Untersuchungsergebnis ist verfälscht. Sterile Gefäße sind ein »Muß«.
Falsche Ergebnisse helfen keinem, deshalb hier einige Tips: Liegt eine exogene Mykose vor, wird zuerst eine ausreichende Menge an Haut- oder Nagelmaterial abgenommen. Der Arzt benutzt ein stumpfes Skalpell, Pinzetten, Schere oder einen scharfen Löffel. Mit achtzigprozentigem Alkohol reinigt er die belagerte Stelle. Vor der Hautentnahme werden alle Krusten und Schuppen beseitigt. Die Pilze haben das kranke Gewebe schon verlassen und sitzen neben der befallenen Stelle auf der gesunden Haut. Der Arzt kratzt mit einem Skalpell (Wattestäbchen genügen nicht) festsitzende Hautschuppen in Richtung auf das gesunde Gewebe ab und verschickt sie im sterilen Behälter an das Labor.
Nagelproben werden von den gesund aussehenden Nagelteilen genommen. Nagelabschnitte sind nicht zu gebrauchen. Der Arzt wird einen krank aussehenden Nagel auskratzen oder abfräsen. Am Ort der Infektion entnimmt er feine Nagelschuppen und infiziertes Gewebe. Damit die Entnahme nicht so schmerzt, weicht er den Nagel vorher mit Harnstoffsalbe auf.

Bei Pilzbefall der Kopfhaut brechen die Haare ab. An der befallenen Stelle werden möglichst viele Haarstümpfe mit ihren Krusten mit steriler Pinzette ausgezupft. Mit der Schere abgeschnittene Haare sind unbrauchbar.
Zum Abstrich verwendet man Wattestäbchen. Bei trockener Haut wird mit dem angefeuchteten Stäbchen sorgfältig über die befallene Haut gestrichen. Das Stäbchen kommt sofort in ein steriles Röhrchen zum Versand. Diese Art des Probenabstrichs ist bei Windeldermatitis, Gehörgangsbefall und dem Befall zwischen den Fingern und Zehen angebracht.
Sind die Mundschleimhäute, die Zunge oder der Rachen befallen, so kratzt der Arzt mit einem Wattestäbchen den weißen Belag ab, der sofort in einem sterilen Behältnis ins Labor befördert werden muß.
Bronchialsekret wird durch Bronchoskopie gewonnen. Denn hochgehustetes Material ist mit Bakterien und Pilzen der normalen Mundhöhlenflora vermischt, das Ergebnis somit verfälscht.
Um Pilzinfektionen der Harnwege auf die Spur zu kommen, werden Urinproben untersucht. Bei der Frau darf das Ende der Harnröhre kein Scheidensekret aufweisen. Zur Urinprobe wird Mittelstrahlurin (erstes Drittel in die Toilette, zweites Drittel in den sterilen Becher, Rest wieder in die Toilette), am besten der erste am Morgen, verwendet.
Bei Darmbefall verlangt der Arzt zuerst eine Stuhlprobe. Dazu erhalten Sie ein Stuhlröhrchen. Bevor Sie die Stuhlprobe vornehmen, essen Sie bitte zwei Tage lang weder Kefir noch Schimmelkäse, weil beides das Ergebnis verfälscht. Trinken Sie am Abend vor der Stuhlprobe ein Glas Wasser mit drei Eßlöffeln Obstessig. Entnehmen Sie an mehreren, mindestens vier oder fünf verschiedenen Stellen von der Mitte des Stuhls Material. Da Pilze Nester bilden, kann es sein, daß eine einmalige Materialentnahme direkt neben dem Nest stattfindet und die Untersuchung somit negativ ist, obwohl eine Pilzinfektion vorliegt. Füllen sie das Röhrchen höchstens zu zwei Dritteln. Der Pilz ist ein lebendes Wesen, das sich laufend verändert. Während des Transports reagiert er weiter, bildet

Gase, und ein volles Gläschen zerreißt unter dem Druck. Bitte senden Sie Ihre Probe so schnell wie möglich ein. Je früher das Labor die Untersuchung vornehmen kann, desto größer ist die Chance auf ein korrektes Ergebnis.
Selbst wenn das Stuhlergebnis Candida albicans lautet, behandelt Sie nicht jeder Arzt dagegen. Leider herrscht bei vielen Ärzten die Meinung vor, daß dieser Pilz ein normales Mitglied der Darmflora sei. Das ist nicht richtig! Eine gesunde Darmflora enthält keine Pilze.
Das Ergebnis der Stuhluntersuchung bringt ein zu 50 Prozent richtiges Ergebnis. Erst die Blutprobe beim Arzt sichert ein Ergebnis ab.
Der Scheidenabstrich, den der Arzt vornimmt, kann bei innerer Besiedelung nichts aussagen, denn Candida albicans muß sich äußerlich nicht angesiedelt haben, selbst bei starkem Befall innerer Organe. Darmpilze, die sich auf inneren Organen ausbreiten, neigen dazu, sich vom Darmausgang zum Genital verschleppen zu lassen. Hier könnten sie bei der Frau wieder ein günstiges Siedelgebiet finden; weisen aber die Schleimhäute der Vagina eine gesunde Flora auf, hat der Pilz keine Chance; er zieht sich zurück, der Scheidenabstrich ist negativ. Ist die Scheidenflora angegriffen, stehen ihm Tür und Tor offen, er läßt sich nieder, der Scheidenabstrich ist positiv.
Das Blut wird auf seine Antikörper – die Träger des Infektionsschutzes – untersucht. Funktioniert das Immunsystem nicht richtig, produziert es zuwenig Antikörper, die dann bei der Laboruntersuchung nicht erfaßt werden können. Es werden Antikörper der Immunglobuline Typ A, G und M beobachtet, denn diese richten sich gegen die Zellwand-Antigene von verschiedenen Candida-Pilzen. Ein erhöhter Antikörper- oder Antigenwert gibt einen Hinweis auf das Vorliegen einer Mykose, ein niedriger Wert schließt sie jedoch nicht aus.[19]

4. Pilzsymptome und die Bedeutung von Zucker

Das Immunsystem der Darmwand ist das größte des Körpers, wohl weil beim Austausch zwischen Därmen und Organismen eine Barriere notwendig ist. Die Verstoffwechselung der Nahrung und damit die Ernährung der Körperzellen ist von der Funktionstüchtigkeit des Darmes abhängig. Ist der Darm durch Mykosen gestört, ist der gesamte Stoffwechsel gestört. Der Körper staut Wasser, das Wasser wird kaum ausgeschieden; Betroffene haben auch sonst Schwierigkeiten mit der Gewichtsabnahme. Viele Ärzte können sich nicht vorstellen, daß die Gewichtsabnahmestörung etwas mit Pilzen zu tun haben könnte. Pilze verhindern aber tatsächlich eine Gewichtsabnahme.
Der Organismus des Menschen ist vielseitig »verzahnt«, und seine Funktionen sind über Blut- und Lymphbahnen vernetzt. So hat zum Beispiel die Zehe Verbindung zum Knie, zum Magen, der Leber, dem Herzen, der Schilddrüse, dem Auge, dem Ohr, dem Gehirn. Genauso besteht eine Verbindung zwischen dem Immunsystem, dem hormonellen System und dem Gehirn. Zwischen all diesen Systemen fungiert Candida albicans als direkter und indirekter Störfaktor. Die Toxine durchlaufen diese Strecken ebenso. Da nun die Pilze und die Gifte jedes einzelne System stören und die Systeme selbst gestörte Impulse aussenden, kann am Ende nur Chaos stehen, ein Chaos in Form der unterschiedlichsten Symptome.
Auch wenn verschiedene Untersuchungen gezeigt haben, wie Candida albicans sich im Körper ausgebreitet hat – da man

die genaue Menge der Pilze kaum abschätzen und nie genau berechnen kann, werden auch diese oft genug bagatellisiert in bezug auf

1. ihre Ausbreitung,
2. den Umfang ihrer Begleitsymptome und
3. ihre Zähigkeit hinsichtlich aller Ausrottungsversuche.

Da Candida albicans bei vielen Menschen den Darm besiedelt, ohne über einen längeren Zeitraum die geringsten Schäden zu verursachen, und in den letzten Jahren immer häufiger bei Stuhluntersuchungen gefunden wurde, wird dieser Pilz als Mitglied der Darmflora akzeptiert. In der Literatur finden sich verdächtig häufig Vorstellungen von der Zugehörigkeit der Candida albicans zur normalen Darmflora. Das ist nicht richtig! Pilze sind Schädlinge, die dort nichts zu suchen haben.

Kehren wir zurück zu den Symptomen endogener Pilzerkrankungen, wie sie Betroffene immer wieder schildern:

– Vage Schmerzen treten auf, ich fühle mich einfach schlecht, müde, abgeschlagen und weiß nicht, warum.
– Ich fühle mich krank.
– Scheinbar »grundloser« Symptomwechsel ist an der Tagesordnung.
– Mein Selbstwertgefühl geht rauf und runter; ich habe Depressionen.
– Alltagssituationen überfordern mich, Angst und eine schwer zu überwindende Trägheit regieren mich. Irgendwie verliere ich den Bezug zur Realität; Resignation überfällt mich immer wieder.
– Ich habe immer mehr Hunger nach Süßem, was sich zur Gier steigern kann. Ich habe Übergewicht und werde es nicht los, auch wenn ich hungere.
– Ich habe Gelenkschmerzen; die Gelenke sind angeschwollen und steif. Die Muskeln sind hart. Ich habe oft Schmerzen im Kopf- und Nackenbereich. Die Knochen schmerzen.
– Der Darm »spielt verrückt«: von Blähungen zur Verstopfung über Bauchschmerzen und Entzündungen zum Durchfall.
– Ich reagiere überempfindlich auf Brot, auf Bier, auf Parfume, beim Tanken wird mir schlecht.

Es sind »trügerische« Symptome, denn sie weisen zu oft auf andere Krankheiten hin, und doch steckt Candida albicans dahinter.

Beeinträchtigungen der Gehirntätigkeit

Unser Gehirn wiegt ungefähr zwei Prozent unseres Körpergewichts. Es besteht zu 80 Prozent aus Wasser, der Rest sind Nervenzellen, Stützgewebe, Blut- und Lymphgefäße, Hirnhäute. Als Bausteine dienen Eiweiße und wenige Kohlehydrate in Form von Blutzucker. Seine Energiequelle ist Wasser, sein Energiebrennstoff sehr viel Sauerstoff und sein wichtigster Energielieferant ist Glucose, Traubenzucker, das wichtigste einfache Kohlehydrat.
Erhält unser Gehirn nur drei Minuten lang keinen Sauerstoff, stirbt es. Ist die Glucosezufuhr gestoppt, passiert das gleiche. Heutzutage weist unser Körper aufgrund von Streß und Umweltverschmutzung ständig ein Defizit an Nährstoffen auf. So wird dem Gehirn wohl sehr langsam, aber stetig die Grundlage zur Energiegewinnung entzogen. Der Gehirnstoffwechsel läuft »in einem niedrigen Gang«. Mit dem Sauerstoff kann das Blut gleichzeitig Candida albicans und ihre Toxine in das Gehirn transportieren. Auch die Lymphe kann zur Verbreitung des Pilzes beitragen.
Die Gehirntätigkeit hängt von einer guten Durchblutung ab. Ist aber das Blut mit zu vielen Schadstoffen beladen und führt aufgrund von Streß und Umweltbelastung zuwenig Nährstoffe mit sich, so ist es überlastet, und die Konzentration läßt nach.
Candida albicans ist ein hungriger Pilz. Sie hält sich zuerst an den Glucosevorräten des Gehirns fest und frißt sie ihm einfach weg. Eisenmangel tritt zudem auf, der Mensch ist geistig träge und vergeßlich, denn »Eisen ist in dem Teil des Gehirns konzentriert, das für geistige Frische und Konzentration verantwortlich ist«.[20] Hirnhautentzündungen oder Gehirnentzündung können Folgen einer Pilzinfektion sein.

Durch den Sehnerv, in dem auch die blutführenden Gefäße verlaufen, sind die Augen direkt mit dem Gehirn verbunden.[21] Ist das Gehirn befallen, läßt sich Candida albicans häufig in den Augen nachweisen. Eine Augenhintergrundspiegelung beim Augenarzt ist bei jeder Candida-Infektion angezeigt.

Selbst wenn Candida albicans sich nicht auf der Haut niedergelassen hat, können sich unangenehme Veränderungen zeigen. Die Haut juckt, trocknet aus, sie ist fahl, und noch soviel Feuchtigkeitscreme, zigmal am Tag aufgetragen, läßt die Haut nicht aufleben. Wenn sich Pilze in den Lymphknoten und Lymphbahnen breitgemacht haben, haben sie sich an die zentrale Schaltstelle, die Hirnanhangdrüse, gemacht. Sie läuft aus dem Gleichgewicht, und es ergeben sich hormonelle Verschiebungen. Während des Schlafs produziert der Organismus wichtige Hormone, unter anderen Östrogen, das für die Haut von existentieller Bedeutung ist. Das weibliche Geschlechtshormon baut die Haut auf, hält sie jung und frisch.[22] Führt man allerdings dieses Hormon zu, um die Haut zu verbessern, bietet man den Pilzen eine neue Basis für weiteres Wachstum. Östrogen ist in der Antibabypille enthalten und beeinflußt die Haut so wie das körpereigene in der Schwangerschaft.

Die »Krankheit des halben Kopfes« nannten altägyptische Ärzte die Migräne[23], und vor 3 000 Jahren wurden in babylonischer Keilschrift die Symptome für Migräne und Kopfschmerz niedergeschrieben. Auch heute quälen sich sehr viele Menschen mit diesen Schmerzen ab.

Man nimmt an, daß beiden Formen, Migräne und Kopfschmerzen, Gefäßirritationen zugrunde liegen. Ausgelöst werden können diese unter anderem von Toxinen, die von einem krankhaft veränderten Bauchraum geliefert werden.[24] Auch eine depressive Hirnanhangdrüse kann bei der Auslösung der Schmerzen beteiligt sein. Eine Allergie kann auch hinter den Schmerzen stecken.

Es ist bekannt, daß die meisten Rheumatiker über Jahre hinweg unter Blähungen, Verstopfungen, Durchfällen zu leiden

hatten. Darmgifte können Fernschmerzen in den Gelenken produzieren. Dazu gesellen sich bald Muskelschmerzen. Der Schmerz wandert häufig von einem Körperteil zum nächsten. Fast automatisch reduziert man seine Aktivitäten. Durch erhöhten Zucker- oder Alkoholkonsum ist der Körper übersäuert. Diese überschüssige Säure kann Reizerscheinungen an Gelenken und Muskeln auslösen. Pilze finden hier ein günstiges Milieu vor. Die Belagerung des Bewegungsapparates erfolgt hauptsächlich über die Lymphbahnen. Bei Pilzbelagerung wird auch über Schmerzen im Kopf-, Nacken- und Schulterbereich berichtet. Pilzinfektionen kommen beim Lymphödem häufig vor und müssen unbedingt erfaßt werden.[25]
Ebenso wie die Hirnanhangdrüse unter den Auswirkungen von Candida albicans leiden kann, kann es auch die Schilddrüse. Sie ist der Brenner, der den Stoffwechsel hochtourig oder untertourig fährt.

Pilze, Hormone und chronische Müdigkeit

Die Schilddrüse sieht aus wie ein Schmetterling, wiegt rund 20 Gramm und zeichnet für eine Menge Probleme im Körper. Diese Drüse liegt unterhalb des Kehlkopfes vor Ihrem Genick, und solange sie korrekt funktioniert, ist sie unsichtbar. Aber manchmal läuft etwas falsch mit Ihrer Schilddrüse, und dann wissen Sie es wahrscheinlich sofort. Ist sie vergrößert oder durch eine Infektion entzündet, dann schmerzt sie unangenehm, sobald Sie sie berühren. Die Schilddrüse ist ein Regulationsorgan des Stoffwechsels. Sie kontrolliert das Tempo der Verbrennung, das heißt, der Verwertung.
Sie produziert die Hormone Trijodthyronin (T3) und Thyroxin (T4). Sie steuern die Geschwindigkeit, mit der der Körper aus der Nahrung Energie herstellt und in der er sie verbraucht. Knochenwachstum und Knochenreifung werden von ihnen gesteuert, und sie senken den Cholesterinspiegel.
Gesetzt den Fall, Ihre Schilddrüse kann aus irgendeinem Grund nicht genügend Hormone produzieren. Dann läuft Ihr

»Motor« zu langsam, Sie bekommen Übergewicht oder werden fettleibig: Folgen einer Schilddrüsenunterfunktion. Dabei tendieren Sie zu einer blassen bis gelblichen Hautfarbe und einer eher rauhen Stimme. Leistet die Schilddrüse laufend Überstunden und produziert zu viele Hormone, spricht man von Überfunktion. Diese Menschen sind meist nervös; es ist ihnen unmöglich stillzusitzen; sie schwitzen, während andere Leute die wärmsten Mäntel anziehen.

Viele Patienten mit Immunproblemen und Hefepilzbefall scheinen Schilddrüsenentzündungen zu haben. Doch zeigen körperliche Untersuchungen keine Unregelmäßigkeiten, und die Routineuntersuchungen von T3, T4 und TSH ergeben absolut normale Werte. Eine genaue Diagnose ist oft schwierig, doch das Messen der T-Zellen kann helfen.

Ich vermute Schilddrüsenentzündungen bei einem schwer einstellbaren, anfälligen Patienten mit Symptomen wie Frieren, Verstopfung und unregelmäßiger Periode.[26] Selbst wenn die Schilddrüsentests normal ausfielen, hatten solche Frauen hormonelle Störungen. Gleichzeitig wiesen diese Patientinnen Gesundheitsprobleme in Verbindung mit Candida albicans auf. Mit chronischer Candidiasis gehen häufig hormonelle Fehlfunktionen, speziell Schilddrüsen- und Eierstockunregelmäßigkeiten einher.[27] Bei chronischem Schleimhautpilzbefall werden Unterfunktionen der Nebenschilddrüsen, der Schilddrüsen, der Nebennierenrinden, Diabetes mellitus, Eisen- und Vitaminmängel beobachtet.[28]

Die Schilddrüse hat Probleme, wenn sie nicht ausreichend Jod zur Verfügung hat. Bei genügend Jodvorrat produziert sie ihre Hormone, Trijodthyronin (T3) und Thyroxin (T4), die dann Wärmeproduktion, Wachstum und körperliche Entwicklung, Lust und Fruchtbarkeit im Körper regulieren.

Schlafanfälle und Schlaflosigkeit treten unter Candida-albicans-Befall auf. Um den Pilz in Zaum zu halten, muß das Immunsystem Überstunden leisten, oft bis an seine Kraftgrenzen gehend. Damit verbleibt ihm nicht mehr genügend Energie, die es zur Bewältigung der Alltagsanforderungen benötigt. Plötzliche Schlafattacken überfallen den Kranken, der sich nicht erklären kann, warum er bei seinem soliden Lebenswandel plötzlich so schläfrig ist.

Ingrid K. erzählt:

Meistens arbeite ich an meinem Schreibtisch. Ich komme mit meiner Arbeit nicht mehr nach und muß oft Überstunden machen, weil es mir an Kraft und Konzentration fehlt. Die Arbeit ist eine richtige Anstrengung für mich, dabei arbeite ich in meinem Traumberuf. Es ist mir immer öfter passiert, daß ich ganz plötzlich über dem Schreibtisch oder zu Hause zusammensinke. Manchmal schaffe ich gerade noch den kurzen Weg ins Bett, dann schlafe ich mehrere Stunden völlig traumlos. Nachts wache ich fünf- bis sechsmal auf und fühle mich total erschlagen, wie betrunken. Seit ich auf Candida behandelt werde, sind beide Probleme fast ganz verschwunden.

Wer von Müdigkeit überwältigt wird und nachts schlaflos durch die Wohnung stolpert, hat kaum noch Lust auf Sexualität. Extreme Müdigkeit allein ist schon Grund genug, das Interesse an einem intensiven Geschlechtsleben zu verlieren. Unterstützt wird dieser Zustand noch von Candida albicans, die die verschiedensten Drüsen und Hormone ins Chaos gestürzt hat (siehe Kapitel 8). Pilzinfektionen beeinträchtigen die Funktion verschiedener Drüsen, auch die der Sexualhormone produzierenden. Sproßpilze blockieren die Rezeptoren für die Sexualhormone, so daß die Botschaft der sexuellen Erregung nicht weitergeleitet wird. Eine Frau mit chronischer Candida-Infektion wird unter Umständen keine sexuelle Erregung mehr verspüren.[29] Lediglich ein taubes Gefühl bleibt erhalten. Ist die Vagina befallen, kommen entzündliche Schmerzen hinzu. Dazu addiert sich die chronische Müdigkeit, ein befriedigendes Sexualleben ist kaum möglich.
Das Immunsystem reinigt von Viren, Bakterien, Medikamenten, Umwelteinflüssen und Chemikalien. Das ist seine Aufgabe, dabei ist es erfolgreich, solange die Abwehr intakt ist (siehe Kapitel 6). Wird es geschwächt, steigt die Anfälligkeit

für Erkältungen und Infekte. Pilze wie Candida albicans nutzen ihre Chance und siedeln sich an. Bakterien, die im Körper schlafen, also vom Immunsystem in Schach gehalten wurden, werden jetzt aktiv. Dazu zählen Viren aus der Herpesfamilie wie Herpes simplex, Epstein Barr Virus (EBV), Gürtelrose (Herpes zoster) und Windpocken.[30] Sie ziehen los und bringen die Hormondrüsen und das Nervensystem durcheinander. Auch psychische Störungen können aus dieser Unterwanderung folgen. Das Chaos im Immunsystem ist perfekt.

Patienten berichten dann häufig von einer erkältungsartigen, verschleppten Krankheit, die sich über Monate hinweg einfach nie ganz ausheilen ließ. Sie sind genervt, ihr Körper ist geschwächt.[31] Der »kranke« Gesunde fühlt sich irgendwie hilflos, denn das Gesamtbild ist wenig bekannt. Hier ist eine Ausheilung des Körpers wichtig, bevor sich Folgekrankheiten entwickeln können.[32]

1988 wurde in den USA der Zusammenhang zwischen Candida albicans und einer Krankheit formuliert, die wir chronisches Müdigkeitssyndrom (CFS = Chronic Fatigue Syndrome) nennen. Schon in der Mitte des 17. Jahrhunderts beschrieb Sir Richard Manningham, ein englischer Arzt, dieses Krankheitsbild als »kleines Fieber« oder »Febricula«. Im 18. Jahrhundert nannte man diese Störungen »the vapors«, die Depression. 1869 beschrieb sie der amerikanische Neurologe Georg Beard als Neurasthenie, also Erschöpfung des Nervensystems. Vor ein paar Jahrzehnten wurde sie als Yuppy-Grippe wenig beachtet, weil sie vor allem junge, ehrgeizige Menschen traf.

Das chronische Müdigkeitssyndrom (CFS) ist eine grippeähnliche Krankheit, gekoppelt mit unnachgiebiger Erschöpfung und Gedächtnisproblemen. Nach Schätzungen von Experten leiden zwischen zwei und fünf Millionen US-Bürger[33] und in der BRD mindestens 1,6 Millionen Bürger unter den vielfältigen Beschwerden.[34] Frauen sind dreimal so häufig betroffen wie Männer.[35] Zu den Beschwerden zählen:

– Schlafstörungen in jeder Form,
– leichtes Fieber oder Frösteln,

- schmerzhafte Schwellung der Lymphknoten,
- wiederholte Rachenentzündungen,
- Gelenkschmerzen,
- Muskelschwäche und Muskelschmerzen,
- neurophysiologische Beschwerden, von Vergeßlichkeit bis Depression,
- wiederholte Kopfschmerzen,[36]
- langanhaltende, erhebliche Erschöpfung nach Anstrengungen.

Zusätzliche Kriterien sind:
- das Bestehen der Beschwerden über eine Zeitdauer von mindestens sechs Monaten und
- eine reduzierte Leistungsfähigkeit um 50 Prozent.

Das chronische Müdigkeitssyndrom (CFS) hat eine Eigenart: Es tendiert dazu, daß seine Symptome zeitweise verschwinden, um mit unterschiedlicher Intensität nach einiger Zeit wieder aufzutauchen. Eine Diagnose des CFS gilt als begründet, wenn neben den Zusatzkriterien acht oder zehn Symptome zutreffen.[37]

Nun kann chronische Müdigkeit sehr vielseitige Ursachen haben: beispielsweise den niedrigen Blutdruck (unter 100/60 mmHg). Da hilft es vielleicht einmal kurzfristig, Sport zu treiben, aber bald sinkt er wieder in sich zusammen.

Eisenmangel macht Frauen müde. Über die Periode verlieren sie dieses Mineral, das Blut hat durch diesen Mangel zuwenig Transportmöglichkeiten, um den anstehenden Sauerstoff weiterzuleiten, und während der Wartezeit ermüden die Zellen unter dem stockenden Nachschub.

Nimmt der Körper angebotene Vitamine, Mineralien und Spurenelemente nicht richtig auf oder greifen die als gesund gepriesenen, radikalen Diäten in den Stoffwechsel ein, kommt es häufig zu Mangelerscheinungen. Wir sind dann müde, abgeschlagen, lustlos und unkonzentriert.

Auch die Zufuhr von Süßigkeiten ist keine Antwort. Süßigkeiten helfen nicht einmal gegen die gestörten Nervenreaktionen. Und Hochleistungen vollbringen wir nach ihrem Konsum erst recht nicht. Denn der Blutzucker ist zwar kurzfristig in

die Höhe geschnellt, aber ebenso rasant sackt er in den Keller. Kein Sportler würde je auf diese Weise seinen Blutdruck vor einem Kampf hochjagen. Leere im Kopf, Mattigkeit, Schwäche wären die negativen Folgen.
All diese Symptome decken sich mit denen, die Candida albicans hervorruft. Sie alle weisen auf den Streß im Immunsystem hin. Und genau hier haben beide Krankheiten ihren Ausgangspunkt.

Diabetes und Candida

Diabetes mellitus, durchfließender Honig, so nannten die Griechen die Zuckerkrankheit, wird immer als erstes im Zusammenhang mit Candida albicans genannt. Die Pilze sind ganz versessen auf Zucker. Das Innenleben des Zuckerkranken ist süß und darum auch mehr von der Besiedelung des Pilzes bedroht.
Auf dem ägyptischen Papyrus Ebers ist die »Zucker«-Krankheit bereits beschrieben; und altindische Mediziner schilderten das Gefühl der Süße im Mund, das Brennen an Händen und Füßen und die Urinausscheidung, die so süß war, daß sie Ameisen anlockte.[38]
1766 verdampfte der Liverpooler Arzt Matthew Dobson Diabetikerurin, und zurück blieb reiner weißer Zucker. Den Zungentest des englischen Arztes Thomas Willis im Jahr 1674 mußten junge Ärzte noch Jahre später durchführen.
Wie süß das Blut eines Zuckerkranken ist, mußte der Hobbyimker John R. aus Johnson City, USA, leidvoll erfahren. Er wurde von Hunderten von Bienen überfallen und am ganzen Körper zerstochen, nachdem er während eines Insulinschocks einen Bienenstock umgeworfen hatte. Drei Leute waren mehr als drei Stunden lang im Krankenhaus damit beschäftigt, die Stacheln aus seinem Körper zu ziehen, und konnten doch nicht alle entfernen.[39]
Vor 3 000 Jahren wurde von den Persern der teure Weißzucker noch äußerst sparsam verwendet. Um das 3. Jahrhun-

dert nach Christus stellten Inder aus Rohrzucker Zucker her. Nach Deutschland brachten wahrscheinlich die Kreuzritter das Wissen um den Zuckeranbau.
Gegen Ende des 16. Jahrhunderts entstanden bei uns die ersten Raffinerien. Der Zuckerkonsum hat sich erst seit der Industrialisierung vor rund 200 Jahren verbreitet. Und sein Verbrauch steigerte sich in großem Umfang in diesem Jahrhundert, als er billig wurde. Jeder Deutsche vernascht 27 Kilogramm Süßes im Jahr.
Vor allem die versteckten Zucker machen unserer Gesundheit zu schaffen:

Tabelle 3: Die versteckten Zucker

	Zucker in Prozent		*Zucker in Prozent*
Bonbons	60–97	Marmelade	60
Coca Cola	12	Marzipan	50
Frosties	43	Milchschnitte	40
Gummibären	77	Nutella	60
Honig	80	Pudding	13
Honig Snacks	47	Rotkraut	12
Kaba	97	Schokolade	56
Käsesahnetorte	25	Senf	18
Ketchup	50	Sekt	6
Limonade	12	Wein	6

Zucker ist ein lebenswichtiger Nahrungsbestandteil, jedoch wird er heute in zu großen, belastenden Mengen konsumiert. Wir essen Fast food, Brötchen, Kuchen, lutschen Bonbons oder schlecken ein Eis. Limonaden oder ein Pils verachten wir ebenfalls nicht. Bei moderner, faserarmer Ernährungsweise, deren Schwerpunkt auf Einfachzucker und Fetten liegt, nehmen wir viel zuviel Zucker zu uns. Beide Energiequellen werden sehr schnell im Magen und oberen Dünndarm von der Schleimhaut aufgenommen (übrigens ein wesentlicher Grund für das Zustandekommen der Fettleibigkeit) und stehen aufgrund der einfach aufzuspaltenden Moleküle eilig dem Blut zur Verfügung – genauso schnell verfliegt die aufputschende Wirkung des Zuckers. Die Bauchspeicheldrüse springt jetzt ein, um diesen Ansturm auszugleichen. Sie erhöht die Produktion des Hormons Insulin, schickt es hinter dem Zucker her, um ihn einzufangen und den Blutzucker zu senken. Der Zucker wird in Fett oder Glykogen umverpackt und in der Leber und den überschwemmten Zellen eingelagert, deren Speicher bald mit dem vorhandenen Blutzucker gefüllt sind. Überschüssiges Insulin verputzt auch noch den Restzucker aus dem Blut.

Jetzt herrscht im Blut akuter Zuckermangel, ja oft ist der Blutzuckerwert sogar niedriger als zuvor. Eine richtige Gier nach Eßbarem, vor allem Süßem, Aufputschendem, auch Alkohol entsteht. Das Hungergefühl dominiert. Man läßt sich so leicht von dieser Eßsucht verleiten. Zusätzlich animieren leichte Erreichbarkeit von irgend etwas Eßbarem und augenfällige Aufmachung. Wir trinken schnell eine Cola, ein Bier, essen möglichst Süßigkeiten, helles Brot oder ein Stück Kuchen – das zusätzlich noch Fett enthält – und nehmen zu. Der Teufelskreis ist perfekt.

An unserem internen Zuckerhaushalt sind verschiedene Hormone beteiligt:

– Insulin entsteht in den Langerhans-Inseln der Bauchspeicheldrüse und setzt den Blutzuckerspiegel herab. Es bremst den Abbau und die Neubildung von Glykogen (Leberstärke) und wirkt direkt auf alle Stoffwechselreaktionen ein. Abgebaut wird es über die Leber, die Nieren, über Gewebe und Blut.
– Adrenalin ist ein Gegenhormon vom Insulin. Es entsteht im Nebennierenrindenmark, wirkt gefäßverengend und bewirkt Überzucker, weil es Glykogenreserven mobilisiert. Dabei gibt die Leber vermehrt Glucose ab, das den Blutzuckerspiegel erhöht.
– Glukagon ist das zweite Hormon der Bauchspeicheldrüse

und wirkt wie Adrenalin. Sein Wirkungsbereich ist begrenzt auf die Leber. Glukagon ist auch ein Gegenspieler des Insulins. Reine Kohlehydratkost schränkt die Sekretion von Glukagon ein.
- Nebennierenhormone, die Kortikoide, beeinflussen den Mineral- und Kohlenstoffwechsel. Ihre Plasmakonzentration folgt dem ausgeprägten Tagesrhythmus vom Hypothalamus (Teil des Zwischenhirns) über den Hypophysenvorderlappen (Teil der Hirnanhangdrüse). Mit dem Harn werden sie ausgeschieden.

Der Kohlehydratstoffwechsel

Unser Körper ist seit Jahrtausenden darauf eingestellt, Kohlehydrate, also Stärke, in Energie umzuwandeln. Man unterscheidet bei Kohlehydraten drei Gruppen:
- Zucker gilt als der Betriebsstoff des Körpers,
- Stärke als Speicherstoff und
- Zellulose als Füll- und Gerüstmaterial.

Alle Kohlehydrate enthalten Zucker. Der Haushaltszucker besteht aus einer Verbindung von Fruchtzucker und Traubenzucker. Alle Sorten schmecken süß, solange nur wenige Monosaccharide verkettet sind. Wird die Kette länger und Wasser ausgesondert, wie es bei den langkettigen Stärken der Fall ist, verliert sich der süße Geschmack. Stärke schmeckt neutral. Die Verdauungssäfte spalten wieder die Molekülketten auf, denn am Ende verlangt unser Körper für seine Energiegewinnung Traubenzucker.
Im sogenannten Kohlehydratstoffwechsel wandelt der Körper die Kohlehydrate um in
1. Monosaccharide (Einfachzucker),
2. Oligosaccharide (Doppelzucker) und
3. Polysaccharide (Mehrfachzucker).

1. Monosaccharide: Glucose und Fructose sind ihre wichtigsten Vertreter. Sie können bei gleicher Behandlung durch

Wasser (hydrolytisch) nicht weiter aufgespalten werden. Sie schmecken entweder süß, manche bitter oder nach gar nichts. Einfachzucker sind sehr reaktionsfähige Verbindungen. Sie finden sich zu einer Kette von Atomen zusammen und bilden beispielsweise Aldohexosen (wie Glucose und Mannose) oder Ketohexosen (wie Fructose).

2. Oligosaccharide oder Disaccharide: Hierzu zählen Malzzucker (Maltose), Milchzucker (Lactose) und Rohr- und Rübenzucker (Saccharose). Diese Zuckerart ist aus mehreren (oligo-) oder zwei (di-) Monosacchariden zu einem Molekül zusammengesetzt. Glucose, Galaktose und Milchzucker (Lactose) zählen dazu.
   Milchzucker ist die einzige Zuckerform, mit der der Pilz Candida albicans nichts anfangen kann, den er nicht verdauen kann. Nachteil dieses Zuckers ist, daß er beim Kochen zerfällt.
3. Polysaccharide: Mehrfachzucker. Ein Kohlehydrat, in dem eine Vielzahl von Monosacchariden unter Austritt der entsprechenden Menge von Wasser sich zu einem Molekül zusammenschließt. Dabei wird zuerst Wasser aufgenommen, und Enzyme spalten sie dann auf in die entsprechenden Zucker. Wichtigste Vertreter sind pflanzliche und tierische Stärke und Zellulose, die den Hauptbestandteil unserer Nahrung ausmachen sollten.

Zucker verbraucht Vitamine und Mineralien

Zucker erschwert die Verdauung und begünstigt das Vergären der Nahrung im Bauch. Zudem braucht er, um im Körper verstoffwechselt zu werden, zusätzlich Vitamine und Mineralien, die dann an anderer Stelle fehlen. Wer viel Zucker ißt, erschöpft die Nahrungsreserven, speziell B-Vitamine und Mineralstoffe.[40] Milch enthält einfache Kohlehydrate, die Lactose, und kann zusätzlich Schimmelpilze beinhalten. Zwar kann Candida albicans diesen Milchzucker nicht fermentieren (aufspalten), aber bei manchen Menschen wird die Lac-

tose in Glucose und Fructose umgewandelt, ein Leckerbissen für Candida albicans. Aus der Bauchspeicheldrüse fließen Enzyme in den Zwölffingerdarm und brechen gemeinsam mit den dort lebenden Verdauungsbakterien Lactose auf. Milchzucker ist das wichtigste Kohlehydrat der Milch. Ein Liter Kuhmilch enthält 45 Gramm Milchzucker, die vielleicht von Ihrem Körper umgesetzt werden. Warum also dem Pilz die Freiheit geben, sich an dieser Zuckerform zu laben, während sie auf der anderen Seite eine Diät ohne Zucker einhalten? Bis zur endgültigen Vertreibung der Pilze ist es daher angezeigt, auf Milch zu verzichten und sich vielleicht mit zucker- und fruchtfreien Joghurts zu begnügen.
Kindern gönnen wir doch gerne etwas Süßes, und um ihnen das lästige Zähneputzen schmackhaft zu machen, geben wir ihnen auch noch gesüßte Zahnpasta: Der künftige Zuckergroßverbraucher ist geboren. Viel Zucker führt zu einem satten Bauch und dem Struwwelpeter-Syndrom: »Nein, meine Suppe ess' ich nicht. – Am siebten Tage war er tot.« Wenn ihr Kind häufig unter Ohrenproblemen leidet oder viele Infekte hat, sollten Sie an Candida albicans denken.
Zucker fördert den Bakterienwuchs, schon im Mund. Es kommt zu Zahnbelägen, welche die Mundbakterien in Milchsäure, Essigsäure, Kohlendioxid und Propionsäure zerlegen. Solange diese Säuren noch nicht zu übermächtig sind, kann Speichel sie neutralisieren. In dicker Plaque, wie sie in der Fernsehwerbung so abschreckend rot zu sehen ist, hält sich der Zucker bis zu 30 Minuten auf und greift den Zahn an. Kalk wird herausgelöst, ein Loch entsteht. Zudem bilden sich Zahnbeläge, Zähne werden entmineralisiert. Karies, Zahnfleischschwund und Paradontose sind die Folge. Die Zahnhalterung degeneriert, Zähne lockern sich. Es entstehen Zahnfleischtaschen mit Entzündungen. Und wie schon erwähnt, fühlt sich Candida albicans in diesem dekadenten Milieu aus Zahnruinen rundum wohl.
Keinem fällt es leicht, eine liebgewonnene Gewohnheit aufzugeben. Schließlich haben wir uns schon als Kinder auf jede Süßigkeit gefreut. Ja, fast könnte man sagen, wir wurden von

klein auf durch übersüßte Babynahrung darauf dressiert. Das Verlangen nach Süßigkeiten wurde uns anerzogen. Der Zuckergehalt einzelner Produkte gilt als ein verkaufffördernder Faktor. Nicht umsonst ist der Zuckerkonsum in den letzten 30 Jahren um das 70fache gestiegen. Damit eng verbunden ist die Unterversorgung mit bestimmten Vitaminen.
Folgen wir dem Nahrungsweg hinab zum Magen. Die erste offensichtliche Reaktion auf zuviel Zucker ist Appetitlosigkeit. Die Magensäure vermehrt sich bis zur Erschöpfung. Der hohe Zuckerspiegel hält nicht an. Er fällt zusammen. Die Folge ist Untersäuerung und ein Mangel an Vitamin B_1. Erste Warnsignale für eine Unterzuckerung sind Hunger und Müdigkeit am späten Vor- oder Nachmittag. Nichts einfacher als das, werden Sie denken: Da esse ich einen Schokoriegel oder trinke eine Cola. Falsch! Der Blutzucker wird kurz hochgepeitscht und fällt dann um so tiefer.
Auf die Übersäuerung reagiert der Magen mit Gastritis und Magengeschwüren, und Kalzium wird weiter abgebaut. Die Magenschleimhaut und die dahinterliegenden Zellen werden von dem Überschuß an Magensäure angegriffen und gehen kaputt. Diese Magensäure wird weder umgebildet noch ausgeschieden, sondern geht durch die angegriffene Schleimhaut ins Blut über. Nach und nach wird jede Zelle im Körper übersäuert, ein idealer Nistplatz für Pilze.
Die aufgenommenen Kohlehydrate werden im Darm zuerst aufgeschlüsselt. Monosaccharide gehen direkt durch die Schleimhaut »ins Blut über«, während die anderen Arten, bevor sie über die Schleimhaut von Blut und Lymphe aufgenommen werden können, hydrolytisch zerlegt werden. Sie werden während des aktiven Transports durch die Schleimhaut resorbiert und gelangen durch die Pfortader in die Leber. Hier wird Glucose umgebaut in Glykogen. Glykogen ist besonders energiereich und leicht in der Leber und den Muskeln einzuspeichern. Da wir nicht rund um die Uhr essen, sondern das Essen schubweise zu uns nehmen, kann die Leber die stoßweise Zufuhr mit diesen Vorräten ausgleichen, und der Blutzuckerspiegel bleibt konstant erhalten.

Zucker enthält keine Ballaststoffe. Fehlen diese, folgt bald eine Störung der Darmflora, deren Laktobakterien gehemmt arbeiten. Zucker in jeder Form ergießt sich sofort in den Blutstrom und gibt eine schnelle Energie an die Zellen ab. Diese Energie hält aber nicht an. Der Blutzuckerspiegel steigt steil an, der erhöhte Zucker im Blutstrom überstimuliert die Bauchspeicheldrüse und die Adrenalindrüsen. Sie machen Überstunden, schütten eilig Insulin in großen Mengen aus und senken so den Blutzuckerspiegel unter den Normalwert. Was zuwenig ist, muß ersetzt werden, sonst läßt die Leistung nach. Das Verlangen nach Süßigkeiten überfällt uns. Es wird ein Teufelskreis, aus dem schwer auszusteigen ist: Überzucker, Unterzucker, Überzucker . . .
Blutzuckerschwankungen und Diabetes mellitus entstehen oft nach dem 40. Lebensjahr; Nebennieren und die Bauchspeicheldrüse haben ihre Elastizität verloren, mit der sie jahrelang die Hochzuckerdiät auszubalancieren versuchten.
Nicht übersehen sollten wir die Tatsache, daß Zucker ein einfaches Kohlehydrat ist, das Vitamine und Mineralstoffe braucht, um selbst verstoffwechselt werden zu können. Das heißt, Essen von Zucker erschöpft unsere Nährstoffreserven, speziell die der B-Vitamine und Mineralien!
Um einen Pilz wirkungsvoll zu bekämpfen, ist neben einer speziellen Diät als erstes der Verzicht auf Zucker angezeigt, um dem Pilz die Energiequelle zu nehmen.

Handelsübliche Zucker

Glucosesirup: Er fällt als Zuckerlösung bei der Zuckergewinnung aus Rohr-, Rüben- und Stärkezucker an. Zuckerhut. *Ungeeignet* für die Pilzdiät.

Fruchtzucker: Einfachzucker. Es gibt ihn als Weißzucker und in Fruchtform. *Ungeeignet* für die Pilzdiät.

Traubenzucker: Einfachzucker aus Mais und in Früchten. Als Dextrose, Glykose und Glucose ist er sehr pilzfreundlich.

Geht ohne »zeitraubende« Verdauung sofort ins Blut über. *Ungeeignet* für die Pilzdiät.

Brauner Zucker: weißer Zucker mit etwas Melasse gemischt oder weißer Zucker mit halbverdampftem braunen Zucker gemischt. *Ungeeignet* für die Pilzdiät.

Rohrzucker: Zweifachzucker: Zucker aus der Zuckerrübe, kein Rohrzucker. Besteht aus Glucose und Fructose. Als Raffinade ist es reinste Saccharose, die als Platten- und Würfelzucker im Handel ist. *Ungeeignet* für die Pilzdiät.

Rübenzucker: Zweifachzucker, wie Rohrzucker. *Ungeeignet* für die Pilzdiät.

Malzzucker: Zweifachzucker: auch Maltose genannt. Wichtiges Zwischenprodukt der Bierherstellung. *Ungeeignet* zur Pilzdiät.

Milchzucker: Zweifachzucker aus frischer Molke: einziger Zucker, den Candida albicans nicht aufspalten kann. Ist hitzeempfindlich, zerfällt beim Kochen. Gelangt bis in die unteren Darmregionen und wird von den nützlichen Darmbakterien aufgenommen. Fördert die natürliche Darmflora und deren biologische Vitaminbildung. Stabilisiert die Verdauung. *Geeignet* für die Pilzdiät.

Stärke: Mehrfachzucker: wird aus Kartoffeln, Mais, Reis und Weizen gewonnen. *Geeignet* für die Pilzdiät.

Die handelsüblichen Diabetikerzucker *Sorbit, Mannit* und *Xylit* werden von Pilzen ebenfalls geschätzt; die »zuckerähnlichen Stoffe«, die in Bonbons ohne Zucker verwendet werden, ebenso. Was wirklich bleibt, ist der Milchzucker; und das wirklich Sinnvolle ist das Essen stärkehaltiger Kohlehydrate!

5. Pilzerkrankung und Psyche

Immunsuppression ist die Voraussetzung für Pilzbefall. Immundepression ist es ebenfalls. Denn wie wir denken, was wir denken, kann über Gesundheit oder Krankheit entscheiden. Unser Immunsystem reagiert auf unsere Einstellung, darauf, ob wir optimistisch oder pessimistisch sind.

Der Amerikaner Davis Felten[41] hat nachgewiesen, daß zwischen Gehirn und Immunsystem ein intensiver Informationsaustausch besteht, der über bestimmte Nervenfasern stattfindet. Das bedeutet, Gedanken und Gefühle können die Krankheitsabwehr in bedeutendem Maße beeinflussen. Wir können davon ausgehen, daß Immunschwäche häufig die Folge einer autoaggressiven Einstellung ist.

Wer sich immer ein wenig ärgert, wer die Welt pessimistisch sieht, wird häufiger zu emotionalem Streß neigen. Da es sich aber nicht »schickt«, aggressiv zu sein, wird der Ärger hinuntergeschluckt, was zur Folge hat, daß wir, und damit auch das Immunsystem, depressiv werden. Ein gesunder Geist hält den Körper gesund. Das gilt auch bei Mykosen.

Meist verdrängen wir Depressionen aus dem Bewußtsein, weil wir sie einfach nicht wahrhaben wollen, so wie auch viele körperliche Symptome. Denn das ist auffällig bei Mykosekranken: Alles ist ihnen zuviel, widerwärtig, und nichts läuft richtig. Nicht selten wird von ihnen die Existenz als leer und sinnlos erlebt.

Das Gefühl der inneren Leere ist ein Leitsymptom vieler Depressionsformen. Die Betroffenen klagen über Arbeitsunlust, über Freudlosigkeit an sich. So wirken sie denn auch

stumpf, passiv, kraftlos, eigentlich sind sie ohne Engagement dem Alltag gegenüber.
Viele Symptome der Mykose haben eine frappierende Ähnlichkeit mit denen der Depression.
Mit der Schwächung des Immunsystems geht eine Schwäche des Selbstwertgefühls einher. Nicht, weil man krank ist, nicht, weil man ein geschwächtes Immunsystem hat. Die Störung des Selbstwertgefühls, des Gefühls für den eigenen Wert, das innere Sicherheit und seelisches Wohlbehagen geben sollte, ist gleichzeitig da.
Warum ist nun das Selbstwertgefühl geschwächt? Was nimmt den Menschen das Gefühl von Sicherheit und Stabilität? Die schnelle Antwort lautet: Man ist krank. In Wirklichkeit ist es anders. Menschen mit einem schwachen Selbstwertgefühl glauben nicht an sich selbst und finden deshalb auch keine Basis für sich; fehlende innere Sicherheit und Geborgenheit machen sie sich selbst fremd, verhindern eine innere Heimat. Und sie sind krank, weil sie äußerst kränkbar sind. Sie ertragen keine Kränkungen, und die Kränkungen machen sie krank. Schon geringster Ärger kann eine Haltung des Gekränktseins auslösen, die oft lange anhält. Kränkungen führen nicht nur zu vorübergehenden Verlusten im Selbstwertgefühl, sie führen auch zu Frustrationen. Die ständigen Kränkungen und die damit einhergehende Unfähigkeit, diese Kränkungen innerlich loszulassen, führen in die Depression, und die Depression schlägt sich auf das Immunsystem nieder. Denn: Hinter der Depression steht häufig eine nach innen gerichtete Aggression.
Unser Ärger entsteht im Kopf. Unser Gehirn ist so angelegt, daß wir imstande sind, unsere Empfindungen mit Hilfe des Verstandes zu beherrschen, dafür sorgen Verbindungen von der Großhirnrinde bis zu den Mandelkernen, weiter zum Hypothalamus und Sympathikus. Überlegen wir einmal: Immer wenn wir in eine Situation kommen, die uns erzürnen könnte, sausen genau definierte Folgen elektrischer Entladungen (Impulsserien) in den Mandelkernen, die tief hinter unserer Nase sitzen, herum, um die Entscheidung, wie wir

uns fühlen wollen, weiterzutragen. Wenn es also etwas gibt, was uns ärgern oder gar kränken könnte, wir uns aber entscheiden, uns nicht zu ärgern oder kränken zu lassen, dann ergehen auch keine Befehle, die das Herz schneller schlagen lassen. Der Atem bleibt ruhig, und wir werden auch nicht wütend. Wir bleiben ruhig im Gemüt, können kaum depressiv werden, und unser Immunsystem kann wichtigeren Aufgaben nachgehen als der Auseinandersetzung mit unserer Kampfsituation. Es ist also äußerst wichtig, in jeder Lebenssituation heiter und gelassen zu bleiben. Davis Felten[42] hat nachgewiesen, daß Streßfaktoren Auswirkungen auf das Immunsystem haben.

Unser Blick hat sich in den letzten Jahrzehnten bewußt auf Gefahren und Risiken, die unsere Gesundheit bedrohen, konzentriert. Diese bestehen nicht nur in Infektionen, Unfällen und so weiter, sondern auch in Lebensstil und Umweltbedingungen. Zu den äußeren Bedrohungen zählen auch die unsichtbaren, nicht riech-, schmeck- und hörbaren Pilze.

Wer gesundheitsbewußt leben will, müßte sich im Grunde ständig alle Gefahrenquellen vergegenwärtigen und Vorsichts- und Gegenmaßnahmen ergreifen, was aber zur Hypochondrie führen kann, bei der Denken und Handeln nur noch um Gesundheit und Krankheit kreisen, alle Lebensenergie dafür aufgebraucht wird und die letztlich die Krankheit anzieht. Die unaufhörliche Beschäftigung mit Gesundheitsrisiken macht nicht gesünder, sondern eher kränker und unglücklicher; und Unglücklichsein drückt uns nieder. Wie immer und allerorts gilt die Forderung nach dem richtigen Maß. Statt sich mit Geschichten von Krankheiten zu beschäftigen, ist es klüger und zudem gesundheitsförderlicher, wenn wir uns daranmachen, unser Denken zu ändern. Es liegt an uns allein, ob wir unser Denken für die Krankheit oder für die Gesundheit einsetzen. Um geistig aus dem Krankheitsbegriff herauszuwachsen, müssen wir zur Homöostase (Gleichgewicht) zurückkehren, was nichts anderes bedeutet, als zur Freude zurückzukehren, die Lebensfreude in unser Leben hereinzulassen. Zusammenfassend heißt das:

– Wie wir über Dinge und Ereignisse denken, besonders über unsere Gesundheit, wirkt sich auf unsere Gesundheit aus.
– Optimisten werden seltener von Krankheiten befallen als Pessimisten.
– Optimisten haben nachweislich bessere Lebensgewohnheiten als Pessimisten.
– Unser Immunsystem arbeitet besser, wenn wir optimistisch sind.

Optimistisch sein ist etwas anderes als »positives Denken«. Die Fähigkeit zum Optimismus beruht nicht darauf, alles durch die rosarote Brille zu sehen. Optimisten haben es nicht nötig, sich ständig einer positiven Autosuggestion hinzugeben. Viele »Positivisten« haben schon spüren müssen, daß die positiven Formulierungen überhaupt keine Wirkung haben, wenn die Überzeugung fehlt, die innere Sicherheit, die Basis für stabile Gedankeninhalte. Nicht »positiv denken«, sondern konstruktiv denken, das Handeln eingeschlossen, ist wichtig. Pessimismus ist immer gleichbedeutend mit Opferrolle. Viele Kranke sehen sich als Opfer ihrer Erkrankung, erkennen keine eigene Beteiligung und scheuen die Verantwortlichkeit.

Psyche und persönlicher Streß

Verstärkt sich die Streßsituation, fühlen wir etwas Unheimliches auf uns zurollen. Schließlich wird die Belastung so stark, daß sie die Abwehr- und Widerstandskräfte des Organismus in Mitleidenschaft zieht. Entweder passen sich die endokrinen Drüsen mit ihren Hormonausschüttungen dieser Situation an, oder die Abwehr erlahmt, mit der Folge von Dauerschäden, das heißt chronischen Erkrankungen. Dann schrumpfen Thymusdrüse, Milz und Lymphknoten; alles wichtige Organe des Immunsystems, die die Aufgabe haben, Blut oder Lymphe von Eindringlingen reinzuhalten.
Der Streßbegriff wird damit zum Eckpfeiler einer Theorie von Krankheit, die die Erstursache der Krankheit bis in ihre gesellschaftlichen Wurzeln hinein verfolgt.

Streß ist als Reiz notwendig. Es kommt auf die Art an, den Streß zu empfinden: Der eine genießt den Streß, der Organismus wird gestärkt und ist abwehrbereiter. Es entsteht ein Lustgefühl, eine Herausforderung. Bestes Beispiel dafür sind die Sportler, die uns diesen Umgang mit dem Reiz, dem Streß vormachen; dem Streß als Gaspedal unseres Lebens. Nur, rund um die Uhr Vollgas fahren, hält der beste und stärkste Motor nicht aus, er überdreht, und nach der Reparatur ist seine Leistung geschwächt. In unserem fein und sehr differenziert konstruierten Körper können wir schließlich die Ersatzteile nicht so beliebig austauschen wie beim Auto.
Unser vom Willen unabhängiges Nervensystem scheint heute besonders strapaziert zu werden. Doch letztlich kommt es auf uns an, ob und in welchem Rahmen wir Streß im Sinne von Angriff und Flucht zulassen. »Bloß keinen Streß«, wer das sagt, meint eigentlich: »Ich bin gekränkt« oder »ich bin unglücklich«. Mit der Zeit erlahmen ob dieser Einstellung unsere inneren Wächter, die Regulationsmechanismen, und werden müde. Sie benutzen eine »schöpferische Pause«, um sich wieder aufzuladen. Gelingt ihnen das nicht oder werden sie weiter überfordert, dann wird der Körper krank.
Daß seelische Störungen und Umweltkrankheiten Hand in Hand gehen, erstaunt nicht. Eine chronische Krankheit charakterisiert sich dadurch, daß sie seelischen Streß durch somatische Symptome ausdrückt. Schuldgefühle und Tadel sind eine der Haupterklärungen für die Somatisierung von Krankheiten.[43]
In der Frühzeit des Abendlandes wurden Geister und Dämonen bemüht, wenn ein Mensch unter Symptomen litt, die einer Ursache zu entbehren schienen beziehungsweise nicht zu diagnostizieren waren. Heute nennt man solche Symptome funktionelle Störungen oder psychosomatische Erkrankungen.
Mir scheint, daß vor allem andauernde oder sich wiederholende depressive Zustände oder Ängste übersehen und vernachlässigt werden. So geplagte Patienten kämpfen mit sich, kämpfen um Gesundheit, kämpfen mit dem Alltag, strengen

sich an und akzeptieren sich immer weniger als die aktiven, effektiven Leute, die sie einmal waren. Ratlos richten sie ihren Blick in die Vergangenheit und verstehen nicht, wie und was sich in ihrem Leben so drastisch verändert hat. Sie fühlen sich wie achtzig und sind vielleicht 30 oder 40 Jahre jung. Verzweifelt realisieren sie, daß sie mehr existieren als leben, und von einem Lebensgenuß kann sowieso schon lange keine Rede mehr sein. Viele betrauern den Verlust ihrer früheren Leistungen, ihrer vielseitigen Aktivitäten.
Dieses Gefühl, nicht ganz krank, aber auch bei weitem nicht mehr gesund zu sein, fordert geradezu auf, sich neue Prioritäten zu setzen und die Erwartungen zurückzuschrauben. Man muß sich selbst wieder auf die Beine helfen und mit Depressionen und Frust umgehen lernen. Das bedeutet, sich erneut auf den Weg zu machen, um wieder den Anschluß zu finden, und vielleicht in einem etwas reduzierten Gang aktiv am Leben, eventuell in ganz neuen Bereichen, teilzunehmen.

Krankheit ohne Krankheit

Zwischen Kränkung und Krankheit besteht eine doppelte Beziehung. Einmal führt eine körperliche Erkrankung zu einer Regression: Der Kranke zieht sich auf sich selbst, sein Leiden und seine Bedürfnisse zurück und blendet seine Umwelt in mehr oder weniger großem Ausmaß aus. Krankwerden und Kranksein stellen für den Betroffenen eine Kränkung dar, diese ist um so größer, je schwerer die körperliche Erkrankung ist. Identifiziert sich der Mensch mit seinem Körper oder erfährt sich jedenfalls als psychophysische Einheit, wird eine körperliche Minderung sein Selbstwertgefühl beeinträchtigen. Der Kranke wird dann seine Krankheit um so intensiver als Kränkung erleben, je mehr er sich ihr gegenüber als hilflos erlebt.
Den an Mykose erkrankten Menschen ergeht es genauso, denn sie fühlen sich leidend, sie erleben sich als krank; krank ohne diagnostisch bestätigte Ursache. Sie empfinden sich als

von den Ärzten nicht ernst genommen – fühlen sich als Abgeschobene, was wieder zu einer erneuten Kränkung führt. Diese Gefühlslage bewirkt eine weitere Minderung des Selbstwertgefühls: Man zieht sich immer mehr von der Umwelt zurück, weil man sich unverstanden fühlt.
Die Kränkung äußert sich in gewissen Symptomen wie zum Beispiel der Regression. Auch Wut kann aufkommen. Wut, weil auf der einen Seite das Gefühl entsteht, daß der eigene Körper versagt und er sich doch gefälligst präsentieren müßte, damit der Arzt zu einer klaren Diagnose kommen kann. Auf der anderen Seite bringt das Gefühl, daß sich da etwas »Böses« in einem entwickelt, dem man machtlos gegenübersteht, Zorn hervor. Die Wut ist ohnmächtig. Aus ihr entwickelt sich langsam, aber sicher Neid auf die, die scheinbar gesund sind. All diese Gefühle können derart unerträglich werden, daß das »Böse« nach außen projiziert wird. Besonders betroffen sind dann Ärzte und Pflegepersonal.
Krank sein, ohne krank zu sein, hat in diesem Fall nichts mit Hypochondrie zu tun, mit Einbildung. Menschen, die an einer Mykose leiden, sind tatsächlich krank. Ihnen geht es ähnlich wie jenen Kranken, die an »funktionellen Störungen« leiden. Funktionelle Beschwerden zeigen Krankheitsbilder, die nicht auf einer körperlichen Störung beruhen. Funktionelle Störungen zeigen sich beispielsweise in einem Reizmagen, in Schluckbeschwerden oder in einem nervösen Herzklopfen, alles Erscheinungen ohne körperlichen Befund.
Bei den Mykosen sieht es genauso aus. Der Patient hat Beschwerden, fühlt sich krank und sucht Aufklärung. Untersuchungen werden angesetzt; der Patient fühlt sich ernst genommen; er hat das Gefühl, jetzt kümmert man sich um mich, ich bin in guten Händen. Wenn er dann aber die Auskunft erhält: »ich kann nichts Organisches feststellen«, dann fühlt der Patient sich plötzlich abgelehnt. Er reagiert mit erneuten Kränkungsgefühlen, wechselt den Arzt und hört immer wieder dasselbe. Der Patient versteht die Welt nicht mehr. Er hat eindeutige Beschwerden, die Gelenke schmerzen, die Hände sind nicht zu gebrauchen, der Schwindel ist

belastend; er fühlt sich ja tatsächlich krank. Und nun dies. Beleidigt zieht er sich zurück. Und was ist, wenn er tatsächlich »etwas« hat? Wenn die ganzen Beschwerden durch eine Mykose ausgelöst sind? Wenn also der Patient »nur« Beschwerden hat, die nicht monokausal erklärbar sind, diffus bleiben?
Bei der Diagnose »vegetative Dystonie« oder funktionelle Störungen gilt: »Die Symptome der vegetativen Dystonie sind physiologische Begleiterscheinungen bestimmter emotionaler Zustände.« Hinter den funktionellen Störungen stehen also meist Konflikte, die mit verdrängten Emotionen zu tun haben.[44]
Wie wir wissen, haben Geist und Seele einen Einfluß auf das Immunsystem, das zeigen die Reagenzgläser der Psychoneuroimmunologen: Gedanken, Einstellungen und Gefühle eines Menschen haben einen ausschlaggebenden Einfluß auf das Abwehrsystem. Es hat keinen Sinn wegzudiskutieren, daß die Psyche ein gewichtiges Wort mitzureden hat, wenn es um die Gesundheit geht. Die »Reagenzgläser« der Neuzeit bestätigen lediglich das intuitive Wissen vieler alter Lehren und Traditionen. Schamanen, Medizinmänner und Kräuterfrauen aller Kulturen wußten es: Körper, Geist und Seele führen einen Dialog; und ihr Gleichgewichtszustand ist die Gesundheit.
So erscheint das Immunsystem in einem ganz neuen Licht. Es ist zwar hochgradig spezialisiert, aber nicht autonom. Es ist Teil unseres physiologischen Netzwerkes Organismus, durch eine Reihe von Informationskanälen und Rückkoppelungsschleifen – elektrisch über Nervenimpulse und biochemisch über Botenstoffe, Neurotransmitter, Peptide und Hormone – in den ganzen Organismus eingewoben. Gehirn, Hormon- und Immunsystem bilden ein Supersystem, das im Dienste unseres Überlebens und unserer Gesundheit zusammenarbeitet. Seine Grenze befindet sich nicht an der Oberfläche unserer Haut; es ist über die Sinne mit der Außenwelt verbunden und kann so geistig und materiell beeinflußt werden. Gesundheit oder Krankheit können die Folge sein. Wo fangen wir an, wo hören wir auf?
Die Antwort ist nicht leicht. Wir sind ein offenes System,

empfänglich und aufnahmebereit. Unsere Umwelt, die klimatischen und jahreszeitlichen Einflüsse, der Zeitgeist, politische und wirtschaftliche Faktoren, all das kann unseren Körper und unsere Widerstandskraft beeinflussen. Eine noch stärkere Rolle spielt dabei unser privater Mikrokosmos, unsere unmittelbare Umgebung, die Atmosphäre am Arbeitsplatz, unsere Wohnsituation, die Qualität unserer Freundschaften und Liebesbeziehungen. Am unmittelbarsten beeinflussen wir uns selbst. Pessimismus, Optimismus, die Art, wie wir denken, wie wir mit unseren Gefühlen umgehen, unsere Lebensfreude und unser Verdruß, dies alles wird physiologisch wirksam.

Wie eine große Drüse setzt das Gehirn einen großen Cocktail an Botenstoffen frei wie Neurotransmitter, Hormone und Neuropeptide, die sich über das Blut im ganzen Körper ausbreiten. Diese Botenstoffe erreichen auch die Immunzellen, koppeln sich an sie an und stärken oder schwächen sie.

Ob wir Krankheitserregern gegenüber resistent oder anfällig sind, selten oder häufig krank werden, uns schnell oder langsam erholen, hängt von der Art ab, wie wir mit uns umgehen. Wir drücken uns über unseren Körper aus und treten mit ihm mit unserer Umwelt in Beziehung. Dies ist nicht zu widerlegen, weil es nichts im Menschen gibt, das nicht auch Bestandteil seines Körpers ist. Geist, Lebensgeist und Seele sind Teile und Manifestationen des lebenden Organismus.

Wenn wir unser Körper sind und wenn unser Körper wir sind, dann drückt er auch aus, was wir sind. Er stellt unser Verhältnis zur Welt dar. Je lebendiger unser Körper ist, desto mehr sind wir auf der Welt. Büßt unser Körper seine Lebendigkeit ein, beispielsweise wenn wir erschöpft sind, neigen wir automatisch dazu, uns zurückzuziehen. Ja, wir haben sogar den Eindruck, die Welt sei von uns abgerückt, oder wir sehen die Welt wie durch einen Schleier. Es gibt aber auch Tage, an denen das Lebensgefühl gesteigert erscheint, an denen wir förmlich Leben ausströmen. Dann wirkt die Welt ringsum strahlender, näher, wirklicher. An solchen Tagen haben Krankheiten keine Chance.

Mikrokosmos Darm

Was im Darm geschieht, betrifft unseren ganzen Körper. Der Darm ist nicht nur ein lebenswichtiges Verdauungsorgan, das unseren Organismus versorgt und entschlackt, er ist das größte Immunorgan. Hier entscheidet sich viel über Gesundheit und Krankheit. Unsere Abwehrstoffe werden überwiegend in den Darmwänden gebildet und nicht, wie man bisher annahm, in der Milz. Etwa 80 Prozent aller Zellen, die Immunglobuline produzieren, haben ihren Sitz dort. Der Rest stammt aus der Milz und dem Knochenmark.
Im Darm eines gesunden Menschen existieren weitaus mehr Darmbakterien als Zellen. Schätzungsweise gibt es 100 Billionen Bakterien. Sie leben nicht über den ganzen Darm verteilt, sondern besiedeln schwerpunktmäßig bestimmte Stellen. Der Zwölffingerdarm gleich hinter dem Magen ist ohne Bakterien. Im Dünndarm finden sich schon welche, im Dickdarm sind sie endlich zuhauf zu Hause. Bakterien im Darm sind ungemein wichtig für das optimale Funktionieren des gesamten Darmes und vor allem für das optimale Funktionieren des Immunsystems. Bakterien gehen im Darm gegen Krankheitserreger mit verschiedenen Mitteln und Methoden vor. Zunächst überziehen sie die Darmschleimhaut mit einem dünnen, aber zähen Film und schaffen dadurch eine »mikrobielle« Barriere. Diese hindert Eindringlinge daran, sich an der Darmwand festzusetzen und durch sie hindurch in den Körper einzudringen. Zum andern schaffen die Mikroben ein »saures Milieu«, in dem Schädlinge und vor allem Candida albicans nicht gedeihen können.
Bakterien im Darm sind ein sehr nützliches Völkchen. Sie zerlegen Gallensäuren und Gallenfarbstoffe, damit diese mit dem Blut zurück in die Leber gelangen und dort wieder verwendet werden können.
Schuld an einem gestörten Gleichgewicht im Darmbereich können nicht nur Antibiotika sein. Die Darmflora kann ebenfalls aufgrund psychosomatischer Störungen im Darmbereich aus dem Gleichgewicht geraten sein. Solche Reaktionen im

Magen-Darm-Bereich lassen auf eine gestörte Darmflora schließen; und eine gestörte Darmflora öffnet Candida albicans Tür und Tor.
So manch einer ärgert sich »ein Loch in den Bauch«, und dieses Loch wird dann von Pilzen besiedelt. Dieser simple Ausdruck steht für kranke Mägen mit zuviel oder zuwenig Magensäure, Darmerkrankungen, wie Morbus Crohn oder Collitis ulcerosa, aber auch für so »harmlose« Erkrankungen wie Obstipation oder Durchfall. Können Gefühle wie Wut, Trauer, Angst und Depression unser Immunsystem schwächen, so können gute Gefühle, wie eine Studie zeigt, es stärken.
Bei Heiterkeit und Gelöstsein befanden sich im Speichel von Versuchspersonen eine große Menge an Immunglobulinen. Verschwand die gute Laune, verringerte sich die Menge der Abwehrstoffe. Die Untersuchungen brachten weiter zutage, daß heitere Menschen grundsätzlich mehr Immunglobuline aufweisen. Freude und körperliche Abwehrstoffe gehören zusammen. Fröhliches Gestimmtsein stärkt die Abwehr gegen Krankheitserreger. Demnach wären Lachen und Fröhlichkeit wirklich eine gute Medizin. Also:
– gesunde Psyche gleich gesundes Immunsystem,
– gesundes Immunsystem gleich gesunde Darmflora,
– gesunde Darmflora gleich kein Pilzbefall.
Warum stimmt nun für so viele Menschen diese Gleichung nicht? Weil fast jeder Konflikte aus der Kindheit mit sich herumträgt. Wünsche und Bedürfnisse wurden in der Kindheit nicht befriedigt und im Erwachsenenalter nicht aufgegeben. Das kindliche, unbewußte Gefühl, schutzbedürftig zu sein, bleibt bestehen.
Aufgrund verborgener Erwartungshaltungen reagieren sie »sauer«, und schon beginnt eine unendliche Kette von Unstimmigkeiten im Magen- und Darmbereich. Sie verhalten sich so, als wollten sie ständig gefüttert werden; sie erfüllen sich Wünsche, indem sie viel Süßes in sich hineinstopfen. Unbewußt und ersatzweise füttern sie ihren Körper und ihre Pilzkolonien im Darm mit Süßigkeiten – was zumindest den Pilzen besonders guttut.

Verleugnete Anlehnungsbedürfnisse lösen Erkrankungen im Magen-Darm-Bereich aus; besonders dann, wenn eine erhoffte soziale Anerkennung ausbleibt, wenn ein erstrebtes Ziel nicht erreicht, ein Berufsproblem nicht bewältigt wird, wenn Geltungswünsche nicht erfüllt werden.

Magen- und Darmerkrankungen, zu denen auch die Pilzerkrankung gehört, basieren nicht nur auf unbefriedigtem Ehrgeiz, einer Neid-Ärger-Situation, dem Verlangen nach Geborgenheit und dem Wunsch nach Gefüttertwerden. Den Kranken kommt es auch auf »Normalität« an, wie viele Untersuchungen zeigen. Hinter diesem »Normalitäts«-Wunsch steht überangepaßtes Verhalten (Ich will lieb sein), das krank macht.

Lebensumstände und Lebensgefühle können krank machen. Diese gilt es zu ändern.

6. Regelkreis Immunsystem

Wie bemerken lebenswichtige Immunzellen, ob der Mensch, in dessen Körper sie ständig auf der Suche nach Krankheitserregern und Krebszellen patrouillieren, depressiv oder gestreßt ist oder glücklich und zufrieden? Welche Bedeutung haben Psyche, Gehirn und Hormonsystem in der Auseinandersetzung mit Mykosen? Die Psychoneuroimmunologie ermöglicht dieses Verständnis. Das System ist kompliziert und einfach zugleich.
Auf eine Candida-albicans-Erkrankung läßt immer ein mannigfaltiges und komplexes Beschwerdebild schließen, das nicht ins Schema paßt. Ursache sind nicht die Pilze selbst, sondern die reduzierte Abwehrsituation des Körpers. Liegen Prothesenbelastungen, offene Wunden, Feuchtigkeit, Krampfadern und Hämorrhoiden sowie Stoffwechsel- und Drüsenkrankheiten vor, unter ihnen vor allem Diabetes mellitus, Fettsucht, erhöhte Harnsäure, Eisenmangel, finden wir die Beteiligung von Candida albicans. Candidabefall und -wachstum sind nur auf der Basis eines geschwächten Immunsystems möglich, das oft Folge vorausgegangener Krankheiten beziehungsweise medikamentöser (unter anderem immunsuppressiver, antibiotischer) Behandlungen ist.
Wie funktioniert nun dieses System? Es unterteilt sich in ein Team von vier Spezialeinheiten:

1. des humoralen,
2. des zellvermittelnden,
3. des phagozytischen Systems und
4. des Komplements.

Die Wirksamkeit der Zusammenarbeit hängt von der persönlichen Gesundheit, der Art und Menge der schädlichen Eindringlinge und deren Verhalten ab.
Mit der chronischen Schleimhaut-Candidose verbinden sich Defekte der zellulären und humoralen Immunität, abweichende Werte des Blutserums und eine gestörte Phagozytose (Freßzellen machen Fremdstoffe im Organismus unschädlich). Bei den Immundefekten, beginnend mit der Antigenerkennung über Thymus- und humorale Abwehrmechanismen bis zur Ausmerzung der Hefepilze, sind verschiedene Stadien zu beobachten. Immunmangelzustände, die den Candida-Ausbruch fördern, sind die unvollkommene Ausbildung der Thymusdrüse und der T-Lymphozyten oder kombinierte Immunmangelkrankheiten mit ausgeprägten Störungen des T- und B-Zellsystems. Zusätzlich führen Therapien mit Antibiotika, Kortikoiden, Zytostatika und immunsuppressiven Medikamenten zu Störungen im humoralen und im zellvermittelnden System.
Wir sprechen immer vom geschwächten Immunsystem; was ist denn nun ein gesundes, beziehungsweise wie erhalten wir ein gesundes Immunsystem? Dafür können wir von außen wie von innen sorgen. B- und T-Zellen und gefräßige Phagozyten sind am gesündesten, wenn wir uns viel in der Sonne und der frischen Luft aufhalten. In der Sonne produziert der Körper genügend Vitamin D, an der frischen Luft tanken wir Sauerstoff, der für den Zellneubau wichtig ist und freie Radikale verbannt. Bewegung ist eine absolute Notwendigkeit, damit unser Körper einwandfrei funktionieren kann. Der Mensch ist auf Liebe und Zuneigung angewiesen, und Berührung regt die Produktion von Hormonen und Endorphinen an.
Der Organismus verfügt über weitere Abwehrmechanismen, die nicht mit dem Immunsystem verbunden sind: Barrieren der Haut und Schleimhaut. Sie stehen in Konkurrenz zur körpereigenen Bakterienflora, den schleimhauteigenen Reinigungsmechanismen und pilzstatischen Produkten im Serum, wie den Metallchelaten.
Immunmechanismen, wie die Aktivierung des Komplement-

systems und die Erzeugung einer Antikörperantwort, erleichtern das Erkennen der Pilze durch spezielle Rezeptoren an den Immunzellen. Erst quantitative und qualitative Einschränkungen von phagozytischen Funktionen machen den Menschen bereit für einen Schimmel- oder Hefepilzbefall. Durch zellvermittelte Immunitätsschäden wird er empfänglich für die verschiedensten Arten von Candida.

Immunzellen – Vorkommen und Aufgaben

Monozyten: Vorstufe der Makrophagen; Vorkommen im Knochenmark und im Blut, reinigen das Blut.

Makrophagen: Freßzellen; sitzen an der Innenseite der Blutgefäße und Lymphgefäße, wo sie – nach der Arbeit der Granulozyten – das Gewebe reinigen.

Granulozyten: weiße Blutzellen; nehmen von Entzündungen Fremdkörper, Bakterien, Pilze oder zerstörtes Gewebe auf und töten es ab.

Phagozyten: Freßzellen; nehmen Gewebetrümmer, Fremdkörper, Mikroben auf und verdauen sie. Man unterscheidet zwischen den ortsständigen Makrophagen und den mobilen Mikrophagen.

Killerzellen, natürliche (NK): große, granulierte Lymphozyten; entstehen aus der monozytären Zellreihe und reagieren selbständig auf ihnen fremde Teilchen. Richten sich gegen virale Infektionen und Tumorzellen, indem sie sie heraussuchen und abnormale Zellen zerstören.

Lymphozyten: »Wasserzellen«; entstehen in den Lymphknoten. Deren äußerer Teil ist gefüllt mit B-Lymphozyten, der innere mit T-Lymphozyten. Patrouillieren im Lymphgewebe und im Blut. Gehen sogar gegen Fremdkörper vor, gegen die sie keine Antikörper haben.

B-Lymphozyten oder B-Zellen: Vertreter der humoralen Immunität; entstehen in der Stammzelle des Knochenmarks, dem Bursa-Äquivalent. Verteilen sich über das Blut auf Lymphknoten und -gewebe, regulieren darmnahe

Lymphorgane wie Peyer Plaques. Bilden Antikörper (Immunglobuline) und lassen sie als reife Plasmazellen durch die Körperflüssigkeiten wandern.

Plasmazellen: reife B-Lymphozyten; produzieren im Auftrag der T-Zellen bestimmte Antikörper. Nach Kontakt mit Erregern oder deren Giften wahren sie eine natürliche Resistenz.

B-Gedächtniszellen (Memoryzellen): auf ein Antigen spezialisierte B-Zellen; bilden beim erneuten Kontakt rasch Antikörper und lösen Immunreaktionen aus.

T-Lymphozyten oder T-Zellen: sind für die zellvermittelnde Immunität zuständig; entstehen im Knochenmark; zerstören körperfremde Zellen, regulieren den Einsatz von B-Lymphozyten und Makrophagen. Dafür aktivieren die T-Lymphozyten als lösliche Produkte Lymphokine. Jede T-Zelle erkennt ein Antigen.

T-Helferzellen oder T4-Zellen: lösen Antikörperbildung aus, indem sie Botenstoffe aussenden, um weitere B-Zellen zu aktivieren.

T-Suppressorzellen: kontrollieren Menge und benötigte Einsatzstärke der B-Zellen und T-Helferzellen, unterdrücken Immunreaktionen, schalten sie praktisch aus, so daß Antikörper nicht ungehemmt ausgebildet werden und sich vermehren.

T-Gedächtniszellen oder T8-Zellen: merken sich Information eines Antigens, veranlassen beim nächsten Kontakt die Bildung zytotoxischer Antikörper.

Zytotoxische T-Lymphozyten oder Killer-T-Zellen: Killerzellen; identifizieren und zerstören befallene Zellen.

Komplementsystem: Eiweiße aus der Leber; diese Gruppe von Plasmaproteinen mit arteigenen Immunfunktionen löst die Fremdzellen auf.

Antigene: alle vom Körper als fremd eingestuften Angreifer, die eine Immunreaktion, also eine Antikörperproduktion, auslösen.

Antikörper = Immunglobuline: von den B-Lymphozyten auf einen bestimmten Fremdkörper geeichte Eiweißstoffe, die diesen gezielt unschädlich machen. Die Eiweiße bestehen aus miteinander verbundenen Aminosäuren. Antikörper bremsen die Feinde und bereiten sie für die Granulozyten vor. Schützen die Zellen gegen schädigende Antigene.

Antigen-Antikörper-Reaktion: Antigen und Antikörper verkleben sich zum Antigen-Antikörper-Komplex zum Abtransport aus dem Körper.

Das Immunsystem ist ein System mit drei Funktionskreisen:

1 Knochenmark als Nachschubbasis für Immunzellen: Hier sitzen die Stammzellen, die Lymphoblasten. Von hier aus werden die Immunzellen über Lymph- und Blutwege laufend mit Nachschub versorgt.

2a Primäre beziehungsweise zentrale Immunorgane: Befehlszentrale für T-Lymphozyten ist die Thymusdrüse. Weiße Blutzellen werden von dem Hormon Thymosin zu T-Suppressorzellen determiniert, T-Helferzellen durch Thymopoetin I und II gebildet. Thymulin schult T-Lymphozyten zu Killerzellen gegen Eindringlinge wie Viren, Pilze, Gifte, krankmachende Stoffe. Sobald sie mit der Lymphflüssigkeit den Thymus verlassen, sind sie für die Immunität der Zellen zuständig.

2b B-Lymphozyten sind ihre Mitspieler auf der humoralen, an die Körperflüssigkeiten wie Blut und Lymphe gebundenen, Immunität. Sie werden im sogenannten Bursa-Äquivalent, der Stammzelle im Knochenmark, determiniert, so in den lymphatischen Geweben des Darmtraktes. B-Zellen bilden im Blut zirkulierende Antikörper.

3 Periphere beziehungsweise sekundäre Immunorgane: Standorte der Immunabwehr sind die Lymphknoten, die Milz, die Mandeln und – zum Verdauungstrakt gehörend – Lymphfollikel (hügelige, bläschenförmige Gebilde), die dicht gehäuft in und unter der Schleimhaut des Appendix vermiformis (Wurmfortsatz des Blinddarms) wie des unteren Dünndarms als sogenannte Peyer Plaques (Platten) liegen.

Antigene Reize führen dazu, daß sich die Stammzellen ver-

mehren und ihre Prägung als B- oder T-Lymphozyten erhalten, gleichzeitig vermehrt sich jeder Typ weiter.
Aus den B-Lymphozyten bilden sich
- die Gedächtniszellen und
- die Plasmazellen, die mit von ihnen gebildeten Antikörpern für die humorale Immunität zuständig sind.

Aus den T-Lymphozyten bilden sich
- ebenfalls Gedächtniszellen und
- Helferzellen, die bei der Antikörperbildung mitwirken und für die zellvermittelte Immunität arbeiten.

Das angeschlagene Immunsystem

Funktioniert das Immunsystem, bleibt der Körper gesund. Entgleist das Immunsystem, entgleisen auch die anderen Systeme einschließlich des Gehirnstoffwechsels.

Seit einiger Zeit gelingt Ihnen nichts mehr. Streit mit dem Partner, Probleme im Beruf und Ihre Kinder bringen täglich neue Schwierigkeiten nach Hause. Sie haben keine freie Minute für sich und sind im Streß. Zu guter Letzt infizieren Sie sich mit einem Grippevirus. Der Infekt heilt nicht aus. Die Nase ist zu, die Müdigkeit hält an, und Ihre Lippen spannen von den Herpesbläschen.
Die Viren haben einen anhaltenden Krieg mit dem Immunsystem begonnen.
Ist das Immunsystem einmal angeschlagen, sind die natürlichen Killerzellen irritiert, erkennen den Feind nicht mehr, verwechseln gesunde körpereigene Zellen mit den Eindringlingen, greifen die falschen an und zerstören sie. Die Aktivität der T-Suppressorzellen steigert sich. Die T-Suppressorzellen sind ein Bestandteil einer komplexen Reaktion auf fremde Körper. Sie wirken, indem sie die Immunantwort unterdrücken. Eine einzelne, ernsthafte Virusinfektion, großer Streß oder Pilzinfektionen, speziell durch Candida albicans, wie auch gewisse Chemikalien können eine unbeachtete, langwierige Falschre-

gulierung des Immunsystems auslösen. Alle diese Einschränkungen bewirken eine Verminderung der T-Lymphozyten. Es wird behauptet, daß sich aufgrund des Einflusses von Chemikalien oder ähnlicher Mittel das Verhältnis der T-Helfer- und T-Suppressorzellen mit der Folge umkehrt, daß sich die Antikörperproduktion der B-Zellen verändert.[45]

Um eine Candidose zu überwinden oder eine Resistenz gegen Candida albicans zu entwickeln, sind die zellvermittelte Immunität (die T-Lymphozyten) und eine gut funktionierende Phagozytose Voraussetzung. Es gibt beispielsweise angeborene T-Zell-Defekte, die einen Befall der Schleimhaut durch Candida albicans erleichtern, zumal bei Eisenmangel. Beschädigte T-Lymphozyten stellen zu wenig Lymphokinen her. Lymphokine werden von den T-Lymphozyten nach Kontakt mit einem Fremdkörper freigesetzt und regen die Makrophagen zu ihrer Freßtätigkeit an. Diese Tätigkeit der Freßzellen, die zur Zerstörung der Eindringlinge führt, wobei die Überreste ausgeschieden werden, erleben wir als schmerzhafte entzündliche Reaktionen. Zuwenig an Lymphokinen heißt aber, zuwenig Makrophagen, die die Candida-Belagerung bekämpfen können. In erster Linie sind es also die gut funktionierenden T-Lymphozyten, die den Vernichtungsvorgang in Bewegung setzen. Ziel einer Candida-Behandlung muß die Korrektur der Immundefekte sein, ansonsten ist der Rückfall programmiert.

Ein gestörtes Immunsystem verrät sich durch Überempfindlichkeit, durch empfindliche Reaktionen auf Dinge, die für andere harmlos sind. Über diese Überempfindlichkeit entwickelt sich eine poly-symptomatische Krankheit, die jedes Organ und viele Organsysteme erfassen kann. Als prädisponierende Risikofaktoren gelten:

- Infektionen, ausgelöst durch Candida albicans,
- nicht vollwertige oder unzulängliche Diät und/oder
- Nahrungsmittelunverträglichkeit.

Überempfindlichkeiten drücken sich in allergieähnlichen Symptomen, Nahrungsmittel- und Chemieunverträglichkeiten, Nasennebenhöhlen- und Atemproblemen, Depressio-

nen, Kopfschmerzen, Müdigkeit, Reizbarkeit und Schlaflosigkeit aus.
Das Abwehrsystem in unserem Körper ist ein sehr vielschichtiges System, das einfach und kompliziert zugleich funktioniert. Seine Truppe ist riesig, besteht aus vielen Einheiten, die Aufgaben sind verteilt, es wird getrennt marschiert und vereint geschlagen, dezentral und kooperativ gearbeitet. Neben den schon genannten Einheiten gibt es noch die Antikörper, die sogenannten Immunglobuline, die auf den Darmschleimhäuten sitzen oder sich durch das Blut treiben lassen. Ganz ruhig halten sie Wache, bis Fremdlinge auf sie zuwandern. Dann greifen sie sofort ein:

1. Fremdes wird identifiziert und richtig aussortiert;
2. angreifende Pilze, Viren, Bakterien, Gifte und Abfallstoffe der Zellen werden gehemmt und zerstört;
3. Erkanntes wird für einen nächsten Überfall registriert;
4. körpereigene Zellen werden geprüft und, wenn sie krank oder entartet sind, vernichtet.

Vernichtetes bleibt eine Gefahr, solange es im Körper zirkuliert. Gleich verankerten und fahrenden Schiffchen liegen die Antikörper im Blut und der Lymphe. Jedes kann zwei »Segel« setzen, also sich mit Fremdstoffen vereinigen und diese neutralisieren. Aus diesem Vorgang entsteht der Immunkomplex. Der Fremdkörper ist kaltgestellt. Sind Schiff und Segel mengenmäßig ausgeglichen, bilden die Immunkomplexe kein Problem. Sie werden aus dem Blut und der Lymphe herausgefiltert und aus dem Körper ausgeschieden.
Zirkulieren aber mehr Wächter als Angreifer, so werfen sich mehrere Wächter auf einen Fremdling. Es bilden sich große Immunkomplexkugeln, die nicht mehr durch die Filter passen. Sind Makrophagen, Freßzellen und bestimmte Enzyme (Verbindungen aus Vitaminen und Eiweiß) überlastet, werden die Immunkomplexe nicht abgebaut. Sie reisen weiter durch Blut und Lymphe und lassen sich später an den Gewebewänden nieder.
Hier üben Immunkomplexe ihre eigentlich krankmachende Funktion aus. Sie attackieren und reizen das Gewebe, schädi-

gen die Wände der Körperzellen. Dort gespeicherte Wirkstoffe werden freigesetzt. Gewebehormone, vor allem Histamin, überschwemmen den ganzen Organismus und entfachen entzündliche Reaktionen. Die Blutgefäße erweitern sich, die Nase tropft, die Haut juckt, der Kopf dröhnt, Magen und Darm geraten durcheinander. Das Gewebe ist überreizt und reagiert zu stark auf alle möglichen Stoffe der Umgebung. Die Allergie ist ausgebrochen.
Wie erklärt es sich, daß alle Körpersysteme von der Krankheit betroffen sein können? Es sind die engen Verbindungen, die zwischen den einzelnen Systemen und den Blut- und Lymphwegen bestehen. Ist der Darm über die Ernährung krank geworden, ist die Stoffwechseltätigkeit beeinträchtigt. Ist der Darm angeschlagen, werden meistens Veränderungen im Blut gefunden.
Stoffwechsel ist ein Wort, das wir so gut wie täglich hören. Was bedeutet es? Das Lexikon erklärt: »Gesamtheit chemischer Umwandlungen, denen körpereigene Stoffe und Nährstoffe unterworfen sind; Synonym: Metabolismus.« Verstoffwechselt werden Kohlehydrate, Eiweiße, Fette. Als Helfer setzt der Körper Enzyme und Aminosäuren ein.
Tagaus, tagein schieben wir – zusammen mit der Nahrung, mit deren Hilfe der Körper seine Energie neu aufbaut – giftige Stoffwechselprodukte durch den Körper. Die Kapazität unseres zentralen Stoffwechselorgans, der Leber, die für Entgiftung und Ausscheidung von Schadstoffen und Stoffwechselprodukten zuständig ist, ist bald erschöpft, wenn diese überhandnehmen. Das Blut dickt ein, und nicht verarbeiteter Müll lagert sich im Zwischengewebe ein.
Wir beklagen uns darüber, daß der Staat immer neue Mülldeponien in der freien Natur errichtet, aber die körpereigene nehmen wir überhaupt nicht wahr. Wer denkt schon daran, was er seinem Magen oder Stoffwechsel antut, wenn er wieder die Schokolade nicht liegen, die Flasche Limonade nicht stehenlassen, auf das »Industriebrötchen« nicht verzichten und mit dem Schlemmen nicht aufhören kann? Erst wenn wir Beschwerden bekommen und der Arzt warnend den Zeigefin-

ger erhebt, erinnern wir uns, daß wir eine Verantwortung haben.
Aber oft ist es dann schon recht spät. Das Blut ist mit toxischen Stoffen überladen, seine Fließfähigkeit ist behindert. Der gesamte Stoffwechsel ist ein Chaos, die Blutwerte haben sich längst verändert. Alle Körpervorgänge laufen unregelmäßig ab.
Serumtests (Serum ist ungerinnbar gemachtes Blut) ergaben, daß Personen mit candidavernetzten Krankheiten über höhere Werte von Antikörpern verfügen als die Kontrollgruppe. Es handelt sich vor allem um die candidaspezifischen (menschlichen) Antikörperwerte der Klassen IgG, IgM und IgA. Von besonderem Interesse ist das Immunglobulin A (IgA), das Aufschluß über den Zustand der Schleimhäute – Mund, Scheide, Darm – gibt.

Tabelle 4: Immunglobuline (Antikörper) – Vorkommen und Aufgaben

Art	*Funktion*	*Lebensdauer in Tagen*	*Komplementbildung möglich*
IgA	schützt speziell die äußeren und inneren Schleimhäute und Körpersekrete: Muttermilch, Tränen, Verdauungssäfte, Speichel. Vorzufinden im Magen-Darm-Trakt, den Atemwegen, dem Urogenitaltrakt. Bindet Viren, Bakterien, Toxine, inaktiviert sie. Verantwortlich für die Ausschüttung von Histamin. Vermittelt Immunschutz durch Muttermilch an das Ungeborene.	5–6	nein

Art	*Funktion*	*Lebensdauer in Tagen*	*Komplementbildung möglich*
IgD	unbekannt.	3	nein
IgE	wehrt Parasiten ab, zum Beispiel Darmwürmer. Bei Allergie erhöhter IgE-Antikörpergehalt. Bei Candida-Befall tritt dieser Wert vermehrt auf.		nein
IgG	schützt Blut und Gewebesäfte, ist verantwortlich für langdauernde Immunität, tritt als zweiter Gegner des Antigens (nach IgM) auf. Bei Zweitinfektion am gleichen Erreger fehlt der »Vor«-Einsatz von IgM. Gelangt durch die Plazenta der Mutter in das Ungeborene. Besteht als Erstschutz nach der Geburt für circa ein bis zwei Monate, bis sich eigene IgG entwickelt haben.	23–28	ja
IgM	schützt Blut, Gewebesäfte und B-Zellmembran, wird beim ersten Kontakt mit dem Antigen als erstes Immunglobulin hergestellt.	5	ja

IgE und IgE-Antikörper vermehren sich bei allergischen Reaktionen und Asthma.

Pilze contra Immunzellen

Hormonelle Veränderungen und eine Unterdrückung der Lymphozyten sind bei Frauen, die an wiederholten Scheideninfektionen leiden, der Candida-Infektion vorausgegangen. Eine Minderung der T4-Gedächtniszellen (T-Helferzellen) und eine Steigerung der nichtspezifizierten Suppressorzellen können zu einer geschwächten zellulären Immunfunktion bei rheumatoiden Arthritispatienten beitragen. Mit anderen Worten, die Pilze bringen das Immunsystem so durcheinander, daß T-Lymphozyten in ihrer Funktion geschwächt werden und gegen die Hefen nicht mehr ankommen.

Die zirkulierenden Antikörper spielen bei innerem Pilzbefall durchaus eine wichtige Rolle. Entscheidend ist immer die zelluläre Immunantwort. Den Nachweis gewinnt man im Labor durch eine Maßanalyse mit dem Namen Titer, die eine Reaktionsstärke angibt. Titer geben Auskunft über die Antigen- oder Antikörpermenge im Serum. Ein Nachweis mit signifikantem Titeranstieg braucht bei den Immunglobulinen IgM drei bis zehn Tage und beim IgG acht Tage nach der Infektion mit Candida, wobei IgM besonders empfindlich und spezifisch reagiert. Ein erhöhter Titer weist auf eine Pilzerkrankung hin, ein niedriger Wert schließt sie aber nicht aus.

Im Lauf seines Lebens hat jeder mal Bekanntschaft mit der Candida gemacht, in deren Folge sich zelluläre und humorale Antikörper gebildet haben. Jetzt zählt die Menge. Ist das Immunsystem durch die Abfallast (Toxine) im Blut bereits überfordert, so muß der Körper eine große Menge Antikörper aufweisen, um den Pilz vertreiben zu können.

Hefepilze vollbringen erstaunliche und vielseitige Leistungen. Eine davon ist, daß sie selbst Antigene bilden. Candida albicans weitet sich über ihre fadenförmigen Ableger (Hyphen) überall im Körper aus. Sie wandelt sich dabei laufend und tritt in mehr als 75 Antigenformen auf. Von den Hyphen lösen sich Zellen, die neue Kolonien starten. Die Hefen scheiden schädliche Stoffwechselprodukte aus; diese Antigene weisen einen hohen Eiweißgehalt auf. Irgendwann

sterben die Zellen ab; übrig bleiben Stoffe mit antigenen Eigenschaften, die sofortige und verspätete Immunreaktionen zur Bildung von Antikörpern auslösen können: Histamin wird ausgeschüttet, was wiederum Allergien aller Art und manchmal auch Kreuzreaktionen hervorruft. Während die giftigen Stoffe ausgeschieden werden, kommt es zu lokalen Schleimhautanschwellungen zum Beispiel in der Harnblase, der Vagina oder im Enddarm, Symptome, die einem Candida-Befall zugeschrieben werden können.
Frauen mit Regelproblemen, Scheideninfektionen und hormonellen Störungen sollten Eileiter und Eierstockgewebe auch auf die Antikörper untersuchen lassen.
Die Aktivierung der Antikörper, der Immunglobuline, durch die Pilze zieht Belastungen nach sich. Je häufiger Immunglobuline aktiviert werden, desto größer wird die Gefahr überempfindlicher Reaktionen und allergischer Schübe; je mehr Candida albicans, desto häufiger Allergien.
Candida albicans bildet die sogenannten Immunogene, das sind Antigene, die eine Immunität des Körpers herbeiführen. Wie der Impfstoff bei einer Impfung eine leichte künstliche Infektion bewirkt und den Körper so vor einer späteren schweren Infektion bewahrt, wirken auch die Antigene der Pilze.
Pilze bilden nicht nur Antigene, sondern auch Enzyme. Gleich den Toxinen schaden sie dem Gewebe und den Organen. Es sind die Enzyme mit Namen Pyruvat-Decarboxylase, die Alkohol zu Zucker aufspalten. Das Enzym Laktase hilft Milchprodukte zu verdauen und Kalzium zu resorbieren. Es sind ebenfalls Enzyme, die totes Gewebe, abgestorbene Viren und Zellreste beseitigen.
Candida albicans setzt ihre Enzyme zusammen mit ihren Toxinen zur Immunsuppression ein, die die Menge und Qualität des Immunglobulins A mindern. Wahrscheinlich unterliegt dieses der enzymatischen Spaltung durch Hefeenzyme und wird dadurch außer Gefecht gesetzt.
Bei einer Pilzerkrankung begegnen sich zwei biologische Systeme, der Mikro- und der Makroorganismus. Für die

Abwehr der Candidapilze ist immer der Makroorganismus, unser Körper, verantwortlich. Ist dieser gesund, macht es nichts, wenn Pilze (Mikroorganismen) hineingelangen, deren Durchreise ist bedeutungslos. Sie leben dann als Saprophyten, diese Mikroorganismen leben von verwesenden oder toten organischen Stoffen des Menschen, ohne ihn zu schädigen, bis sie ausgeschieden werden. Ist die Immunabwehr angeschlagen, leben sie im Verdauungstrakt auf, siedeln sich als Parasiten fest an und ernähren sich auf Kosten des Menschen, das heißt, sie werden zum Krankheitserreger.
Candida-Zellen können selbst von den gefräßigen Phagozyten nicht vollständig verdaut und beseitigt werden. Sie durchbrechen die Zellwände der Phagozyten, wuchern zu Keimschläuchen aus, dann zu Hyphen und breiten sich weiter aus. Bei unserer immer gleichen Körpertemperatur sind die Pilze keiner lebensbedrohlichen Situation ausgesetzt.
Einen Teil der Krankheiten beziehungsweise Beschwerden, die wir diskutiert haben, kennt der Arzt auch als Störungen von Aminosäuren. Diese Lebensbausteine, die wie Vitamine, Mineralstoffe, Spurenelemente und Fettsäuren richtig dosiert im Körper vorhanden sein müssen, garantieren erst Gesundheit; denn Gesundsein ist im Gleichgewicht sein.
Aminosäuren sind die einfachsten und wichtigsten Bausteine der Proteine (Eiweißkörper), die das Körpergewebe stützen, vergleichbar den stützenden Balken eines Fachwerkhauses. Sie wirken mit am Aufbau unentbehrlicher Enzyme und Hormone und am Aufbau von Gewebe. Vierzehn stellt der Körper selbst aus Fetten, Zucker und anderen Aminosäuren her, zwei müssen teilweise, acht vollständig über die Nahrung aufgenommen werden. Ist die Ernährung fehlerhaft, arbeitet vor allem die Leber ungenügend. Die zwei bedingt essentiellen (lebensnotwendigen) Aminosäuren sind Histidin und Arginin, die acht essentiellen sind Isoleucin, Leucin, Lysin, Methionin, Phenylalanin, Threonin, Tryptophan und Valin.
Essen wir, werden die Nahrungsproteine (Protein: aus Aminosäuren aufgebauter Eiweißkörper) im Darm wieder zu Aminosäuren zerlegt. Gleichzeitig gelangen Vitamine, Mine-

ralien und Spurenelemente mit dem Speisebrei in den Magen und den Darm. Während die kleinen Vitamine ungehindert ins Blut hinüberschlüpfen, warten Mineralien und Spurenelemente ungeduldig auf einen »Frachter« mit Namen Aminosäure, der sie durch die Darmwand in das Blut befördert. Kommen keine dieser Eiweißteilchen (sie sind in Geflügel, Fleisch oder Fisch enthalten), um Frachter zu spielen, werden Mineralien und Spurenelemente mit den Nahrungsresten ausgeschieden, und wertvolle Bausteine gehen verloren. Hier ist die Leber gefordert: Eine ihrer Aufgaben ist, den Aminosäurespiegel im Blut auf gleichbleibendem Niveau zu halten. Sie baut die kompakten Eiweißkörper zu Kohlehydraten und Glucose um und reguliert das Verhältnis der Grundbausteine zueinander. Die Umwandlungsprodukte sind: Glykokoll (»Leimsüß«), Alanin, Arginin und last, not least Glutaminsäure. Versagt die Leber, werden die Aminosäuren ausgeschieden (Urin) und fehlen somit dem Körper.
Schilddrüse und Nebennierenmark benötigen für ihre Arbeit die Aminosäure Tyrosin, die aus der Aminosäure Phenylalanin gebildet wird, aus dem Folgeprodukt entstehen die Hormone Noradrenalin und Adrenalin. Verfügen Schilddrüse und Nebennierenmark über genügend Tyrosin, verlieren wir auf natürliche Art, ohne Diät, an Gewicht. Manche Aminosäuren überwinden die Blut-Hirn-Schranke, beschleunigen den Stoffwechsel im Gehirn, übrigens nicht immer im Sinne von Gesundheit.
Wir sollten unserem Immunsystem die Arbeit möglichst erleichtern. Das gelingt nur über richtige Ernährung und den vom Arzt richtig eingestellten Stoffwechsel.

7. Lymphe, Blut und Pilze

Die Lymphe – ein flüssiges Organ

Die Lymphe ist die in den Lymphgefäßen und Lymphbahnen enthaltene Flüssigkeit. Mit ihrer Hilfe werden Fremdstoffe, Bakterien und abgestorbene Körperzellen fortgespült. Sie entzieht dem Darmtrakt aber auch Nährstoffe.
Die Lymphe besteht zu ca. 90 Prozent aus Wasser, ist farblos bis hellgelb, alkalisch und eiweißreich. Durch sogenannte Chylomikronen wird sie milchig trüb. Zu ihren Aufgaben zählt nicht nur der Abtransport von Schlacken, sondern auch die Zell- und Gewebeernährung und der Transport der Lymphozyten von ihrem Entstehungsort in das Blut. Noch zellarm und unbeladen, drängt und schwitzt sie gleichsam aus den Gewebespalten in die Lymphgefäße, kanalisiert sich in Bahnen, den Lymphbahnen, und fließt nun durch den Körper. Auf ihrem Weg lädt sie sich Lymphozyten, Eiweißkörper, Fette und Stoffwechselprodukte auf. Die Lymphflüssigkeit bildet die flüssige Verbindung zwischen Blut und Gewebe.
Die Lymphknoten sind Kontrollstationen. Sie entgiften nicht nur die Lymphe, sondern bilden spezielle weiße Blutkörperchen und diese wiederum spezifische Abwehrstoffe (Antikörper). Die Lymphknoten sitzen im Körper überall dort, wo der Organismus fremden Einflüssen besonders ausgesetzt ist, im Darm, der Lunge, den Mündungsbahnen der Extremitäten im Leib – nämlich in Leistenbeuge und Achselhöhle – sowie rund um den Racheneingang (hier nennt man sie Mandeln).

Aufgrund dieser besonderen Position spielt die Lymphe bei Mykosen eine besondere Rolle.
An das Lymphsystem denken wir so gut wie nie, außer wenn die Mandeln entzündet sind oder der Blinddarm schmerzt.
Die Lymphgefäße sind in unserem Zusammenhang von besonderem Interesse, weil sie wegen ihrer Struktur einen hervorragenden Startplatz für die Pilze Richtung Organbesiedelung abgeben. Sie gleichen einem Netz, das sich über die gesamte Schleimhautfläche zieht. In ihm können sich die Pilze korallengleich »verzweigen« und wachsen.
Das lymphatische Gewebe stellt einen Teil des Abwehr-, beziehungsweise des Immunsystems dar, das teilweise in den Organen – wie Mandeln, Milz, Thymus, Knochenmark und Lymphknoten – sitzt, zum Teil als nicht eingekapseltes Gewebe auf der inneren Körperoberfläche – den Atemwegen oder der Schleimhaut des Verdauungskanals – angesiedelt ist. Klappen in den Gefäßen bewirken, daß die Lymphflüssigkeit immer nur in eine Richtung fließen kann. Das Lymphsystem besitzt kein eigenes Triebwerk – im Gegensatz zum Blutkreislauf, der sein Herz hat.
Es gibt sogenannte lymphpflichtige Stoffe, die nur über die Lymphflüssigkeit den Verdauungskanal verlassen können. Dazu zählen Eiweiß, Wasser, Fett und Zellballast. Ist das System überlastet, werden diese Anteile im Zwischengewebe eingelagert. Zwei Elemente erschöpfen das Lymphsystem:

- die Langzeitzufuhr eines zu großen Angebotes an lymphpflichtigen Stoffwechselprodukten, wie tierischen Fetten oder Kuhmilch,
- die gestaute Lymphflüssigkeit, die den Körper an bereits angeschlagenen Regionen weiter schwächt.

Während sich der Pilz nicht nur in den Blutgefäßen verteilt, sondern auch über das Lymphsystem, klammert sich eine »Vorhut« an der Gefäßwand fest. Schnell folgt eine weitere Division und schlägt ihr Lager auf. Ab und zu wird ein unachtsamer Soldat dieses Invasionsheeres losgerissen, taumelt durch die Flüssigkeitsbahn, bis es ihm wieder gelingt, sich an einem anderen Teil der Gefäßwand oder in einem Organ festzuhalten.

Jede Ablagerung – ob Kalk, Fett oder Pilz – schränkt natürlich den Platz für die originären »Bewohner beziehungsweise Benutzer«, in diesem Fall die Flüssigkeiten, ein. Das Gefäß verengt sich; Stauungen können sich bei sehr starkem Befall allein daraus ergeben. Cellulitis ist beispielsweise eine Form von Lymphstau, und es wird angenommen, daß auch »Knotenbrust, Uteruszyste, Prostatavergrößerung und Gelenkrheumatismus auf ein krankhaft gestautes Lymphsystem zurückzuführen sind.[46] Hauptaufgabe des Lymphensystems ist,

- die Eiweißlast zu bewältigen: Körpereigene abgestorbene Zellen werden aufgelöst. Fremdeiweiße, die durch Injektionen in den Körper gelangt sind, oder abgetötete Bakterien werden als solche in den Lymphknoten erkannt und die Abwehr aktiviert. Würde unser Körper nur 24 Stunden lang diese Arbeit nicht ausführen, wäre der Tod die Folge.
- Die lymphpflichtige Wasserlast ist das Lösungs- und Transportmittel für die Eiweißkörper. Ein Teil des zuviel produzierten Lymphwassers passiert durch die durchlässigen Wände der Lymphgefäße und wird in den Blutkreislauf aufgenommen.
- Als Zellast gelten Blutzellen und krankmachende Keime, eingeatmeter Staub und Farbstoffe.
- Die Lymphgefäße des Darmes befassen sich mit der Fettlast, also den Nahrungsfetten, die aus Fettsäuren und Glyzerinen bestehen. Darmzellen umkleiden sie mit einem Eiweißmantel. Sie wandern durch die Darmzotten in das Lymphsystem.

Die Arbeit des Lymphsystems

Sie kennen sicher Tätowierungen. Die unter die Haut gesetzten Farbstoffteilchen werden über Lymphgefäße transportiert und in den regionären Lymphknoten abgelagert.[47] Diese Farbpartikel zählen zur Zellast des Körpers.
In den Lymphknoten werden Lymphozyten ausgebildet, die sich an deren maschensiebartigem Gewebe festklammern.

Strömt nun die verunreinigte Lymphe, belastet mit krankheitserregenden Keimen, durch die Knoten, werden sie ausgesiebt, die Lymphozyten aber mitgerissen. Grobe Teile, bis zur Größe von Kohlenruß, werden herausgefiltert. Die gereinigte Flüssigkeit, angereichert mit Lymphozyten, patrouilliert erneut das Blut. Die Filterkapazität der Lymphknoten ist jedoch begrenzt. Steht der Körper in einem Abwehrkampf, schwellen die betroffenen Lymphknoten schmerzhaft an. Sie stehen unter Streß, der alles in einen Lähmungszustand beziehungsweise in Alarmbereitschaft versetzt. Auch die Lymphknoten müssen »Überstunden« leisten, bis hin zur völligen Erschöpfung. Lymphknoten in unserem Körper haben »Exklusivrecht«, sie sind nicht zu ersetzen.[48]

Infektionsanfällig ist das Lymphsystem in Gebieten, in denen es gestaut ist. Die Lymphknoten erkranken, weil der normale Kontakt der Zellen, Antigene und Antikörper gestört ist. Eingedrungenen Keimen fällt es leicht, eine Entzündung auszulösen. Zu diesen gehören örtliche Pilzinfektionen, denn totes Pilzgewebe stellt einen weiteren Entzündungsreiz dar. Wasser staut sich zurück, der kränkelnde Lymphknoten meistert seine Arbeit nicht. Mit dem Wasser staut sich gelöstes Eiweiß. Im Staugebiet sterben körpereigene Zellen ab, die Reste stellen einen weiteren Reiz dar. Es kommt zu entzündlichen Schüben. Statistisch leiden Patienten mit Beinlymphödemen dreimal häufiger an Fußpilz als der Rest der Bevölkerung.[49]

Nun ein Wort zu den Organen, die sich für das Lymphsystem einsetzen: Hauptschaltstelle ist die Thymusdrüse. Sie liegt im oberen Brustraum, hinter dem Brustbein, und hat keinen Ausführungsgang. Im klassischen Altertum wurde die Thymusdrüse als der Sitz des Gemüts betrachtet. Außer dem Stoffwechsel beeinflußt sie das Wachstum, bildet sich nach dem Kindesalter zurück und wandelt sich in Fettgewebe um. Die Drüse schrumpft langsamer bei ausgeglichener, gesunder Ernährung. Erhalten bleiben große Mengen von Nucleoproteiden (zusammengesetzte Eiweiße). Die Thymusdrüse schult eigene Spezialeinheiten, Killerzellen, die sich auf Parasiten, Pilze und Viren werfen und sie direkt vernichten.

Die Lymphflüssigkeit wird in den Lymphgefäßen gesammelt. Die Lymphgefäße ziehen sich entlang den Venen und Arterien. Makrophagen, diese großen Freßzellen, hüllen die Abfallprodukte ein und vernichten sie. Bei diesem Verdauungsvorgang werden wenigstens zehn Prozent der Stoffwechselrestprodukte über das Lymphsystem abgeleitet.[50]
Lymphknoten sind in den Lymphstrom eingeschaltete maschenartige Organe, die als Kontrollstationen dienen, fast die Größe einer Haselnuß erreichen und entlang den Blutgefäßen in Gruppen oder Knotenketten wachsen. Meist sind sie in Fettgewebe eingelagert. Veraltet und falsch ist der Begriff Lymphdrüse, da Lymphknoten kein Sekret ausscheiden wie die Drüsen.
Die »Mandeln«, genauer die Gaumenmandeln, liegen rechts und links von der Zungenwurzel. Sie stellen eine Abwehr- und Schutzvorrichtung für den Organismus dar.
Ist das Lymphsystem gestaut, sind auch die Peyer Plaques gestaut, das Lymphsystem des Dünndarmes. Ihr Entdecker, der Schweizer Anatom Johann Conrad Peyer aus Schaffhausen, berichtete 1677 über die dicht gehäuften weißlichen Lymphknoten, die sich platten- und beetartig in und unter der Schleimhaut des unteren Dünndarms wölben. Statt der Darmzotten fungieren hier die M-Zellen (microfolded-cells) wie eine Brücke zwischen Darmwand und Peyer Plaques. M-Zellen entnehmen dem Nahrungsbrei winzige Proben und geben sie in die Peyer Plaques weiter. Die hier wartenden B-Lymphozyten unterscheiden krank machende Keime von den unbedeutenden und stimulieren die Antikörperbildung. Jedes B-Lymphozyt, das einen Fremden »erkannt« hat, macht sich auf die Reise. Es wandert in die Lymphgefäße, trägt den Fremdstoff zum Ausfiltern mit in die Lymphknoten und kehrt schließlich – beladen mit Immunglobulin A (IgA) – über den Milchbrustgang in die Blutgefäße zur Darmschleimhaut zurück. Ein Teil zweigt ab in die lymphatischen Gewebe des Bronchialtraktes, der Vagina und die Kapselgewebe der Gelenke und erfüllt dort Schutzaufgaben.
In der Darmschleimhaut wandeln sich die Rückkehrer zu

Plasmazellen um, die von jetzt ab selbst spezifische Antikörper (überwiegend IgA) produzieren. Diese Antikörper

- machen Giftstoffe unwirksam,
- vereiteln die weitere Vermehrung von Viren, Pilzen und Bakterien,
- vereinigen sich mit einem Antigen zu einem Immunkomplex, der vom Körper ausgeschieden wird,
- und dienen, über die Lymphe im ganzen Körper verteilt, der allgemeinen Immunabwehr.

Lymphe und Enzyme

Immunglobulin A ist jedoch einer Gefahr ausgesetzt: Die Enzyme im Darm stürzen sich sofort darauf und bauen es ab, denn IgA besteht aus Eiweiß. Gegen dieses Vorgehen der Natur schützt sich der Körper. Er verbindet jeweils zwei dieser Antikörper, die dann als sekretorisches IgA (sIgA) nicht verdaut werden und ihre Aufgabe bis zum Ende ausführen können.

Wie erwähnt, produziert Candida albicans Enzyme, die Eiweiße auflösen wie Canditoxine, und unterdrückt so von sich aus weiter die Immunabwehr. Vor allem die Menge und Qualität von IgA wird stark gedrosselt. Die Zahl dieser Wächter in den M-Zellen ist so reduziert und teilweise beschädigt, daß die Pilze und andere Krankheitserreger leicht an ihnen vorbei in die Lymphbahnen gelangen. Weiter öffnen Umweltgifte und Immunsuppressiva in den M-Zellen und Lymphwegen Tür und Tor. Es ist nicht verwunderlich, daß Pilzerkrankungen in den letzten Jahren rapide und gleichzeitig unbemerkt fast die Hälfte der Bevölkerung erfassen konnten. Über die angeschlagenen M-Zellen erhöht sich auch die Gefahr der Allergien (siehe Kapitel 12).

Die Lymphe enthält auch Enzyme, wie Diastase, Katalase, Dipeptidase, Lipase. Fettbelastete Lymphflüssigkeit im Darm, Chylus genannt, filtert in die nahen Lymphbahnen ein. Diese Kanäle erfüllen eine Sonderfunktion, weil sie als Wege der

Fettresorption aus dem Dünndarm führen. Das aufgesaugte Fett umgeht über den Weg der Chylusgefäße die Leber und deren Reinigungsmechanismen.

Sie kann sehr plötzlich auftreten und schnell ein kritisches Stadium erreichen: die »Blinddarmentzündung«. Korrekt wird sie Wurmfortsatzentzündung genannt, denn der Blinddarm selbst ist nicht beteiligt. Der Wurmfortsatz ist das verlängerte unterste Ende des Blinddarms, der an der Mündung des »blind« endenden Dünndarms zum Dickdarm liegt. Er ist reich an lymphatischem Gewebe. Deshalb wird er auch die »Bauchmandel« oder »Darmmandel« genannt. Keime aus dem Darm und eine stets damit verbundene Stauung lösen akute Entzündungen aus.

Größtes Organ im Lymphsystem ist die Milz. Sie sitzt im linken Oberbauch. Als größtes in den Blutkreislauf eingekoppeltes Abwehrorgan fängt sie Blutverunreinigungen aller Art auf: Bakterien, Zelltrümmer, Parasiten, produziert Lymphozyten, bereitet Erytrozyten (rote Blutkörperchen) zum Abbau vor, speichert deren Eisen und dient wie die Lymphknoten als Filter. Die Milz ist die Vorkammer der Leber. Früher wurde sie oft herausoperiert, was den Patienten anfälliger für Infektionen machte. Hauptsammelbecken für die Lymphflüssigkeit ist der Milchbrustgang, ein Kanal, in den die Lymphe speziell aus der unteren Körperhälfte und der linken Körperseite zurückfließt und in das Venensystem mündet.

Manchmal entstehen Lymphödeme oder Lymphzysten im Körper. Keine Frage, sie sind unangenehm und lästig. Platzt eine Zyste, bahnt sie Bakterien, Pilzen und Infektionen den Weg. Pilzinfektionen sind häufig bei Lymphödemen.

Ein Wort zur Lymphdrainage: Diese wohltuende Entstauungstherapie entlastet und setzt den Lymphfluß wieder in Gang. Wenn Pilze für eine akute Entzündung verantwortlich sind, darf allerdings keine manuelle Lymphdrainage eingesetzt werden, da dies zu einer Ausdehnung der Infektion führen kann.[51]

Candida kann sich systemisch, das heißt auf ein Organsystem, über Blut- und Lymphbahnen verbreiten.

Das Blut – ein flüssiges Organ

Blut ist der flüssige Inhalt des Herzens und der großen Gefäße. Es besteht zu gleichen Teilen aus eiweiß- und salzhaltigem Blutplasma und aus verschiedenen Blutkörperchen. Blut ist schwach alkalisch.
Jede unserer Körperzellen verbraucht laufend Energie. Um die Zufuhr aufrechtzuerhalten, atmen und essen wir. Aber ohne das Blut würde diese Energiezufuhr in der Lunge oder im Magen-Darm-Trakt steckenbleiben. Unser Blut hat eine mächtige Aufgabe. Es zirkuliert im Herz-Kreislauf-System, und mit dessen Hilfe dient es als Verteiler. Im Lauf unseres Lebens fließen rund 150 Millionen Liter Blut durch unser Herz. In dieser Zeit teilt das Blut Nahrungsstoffe – Eiweiß, Kohlehydrate, Fette – und Zwischenprodukte den Geweben zu und führt Schlacken zu den Ausscheidungsorganen ab.
Der Kreislauf befördert auch Hormone, Befehlsstoffe der endokrinen Drüsen, damit sie zur rechten Zeit am richtigen Ort reagieren können. Körpereigene Abwehrstoffe reisen durch die Blutbahn zum Infektionsort. Und die Funktion des Blutes als Wärmeverteiler wollen wir auch nicht vergessen. Gase wie Sauerstoff fördern die Verbrennung der Nährstoffe zu Energie, schützen vor dem Altern. Kohlendioxid wird ausgeschieden. Das Blut transportiert Abfallstoffe zu den Nieren, während die Leber Gifte abbaut, Nährstoffe speichert und Wirkstoffe wie Enzyme, Vitamine, Spurenelemente transportiert. Diesen Aufgaben dient der Kreislauf mit eigenen Transportwegen wie den Blut- und Lymphgefäßen, sein Antriebsmotor ist das Herz, für den Fern- und Nahtransport ist als flüssiges Organ das Blut zuständig.
Rote Blutkörperchen sind die »Frachter« der Nährstoffe und des Sauerstoffs. Durch feinste Verzweigungen der arteriellen Blutgefäße führt ihr Weg, sie ziehen durch das Bindegewebe und fahren die reiche Ladung in die Zelle ein. Hier findet die Verbrennung statt, die dem Körper Energie liefert. Die Schlacken, die beim Verbrennungsvorgang anfallen, also die nicht verwertbaren Stoffwechselprodukte, werden vom

Lymphsystem und den venösen Blutgefäßen aufgenommen und abtransportiert.

Diesen Weg nehmen auch die Pilze. So wie sie auf der Haut oder Schleimhaut leben, ohne Krankheitszeichen auszulösen, wachsen sie im günstigen Moment durch das Endothelgewebe (innere Zellschicht der Lymph- und Blutgefäße und Herzinnenräume). Diese Zellen sind fähig, kleinste, ungelöste und unverdaute Teilchen aufzunehmen, so auch die Pilzzellen.

Im Versuch stellte sich heraus, daß die roten Blutzellen von Candida-Patienten weniger leicht durch einen Mikroporen-Filter schlüpfen als die von Gesunden. Grund: Die Außenmembrane der roten Zellen der Candida-Patienten war durch den Befall starr und unelastisch geworden.

Die Pilze drängen weiter, vermehren sich im Gewebe und lassen sich in den Körperflüssigkeiten vorwärtstreiben. Der Körper reagiert, was sich für uns in Form von ersten Krankheitszeichen äußert. Diese können an örtlich eingegrenzten Körperzonen oder auch als allgemeine Beschwerden auftreten.

Ein gesunder Körper ist immer in der Lage, eine Besiedelung und Ausbreitung zu unterbinden, denn

- Haut und Schleimhaut sind wirkungsvolle Barrieren,
- die zellvermittelnde Immunität schützt durch Lymphozyten,
- Milz und Leber leisten die volle Reinigungsarbeit,
- eine genügend aktive Menge und einwandfreie Funktion der Freßzellen ist vorhanden.

1. *Die flüssigen Bestandteile des Blutes*

Blutplasma: der flüssige, klare Teil des Blutes ohne Blutkörperchen; enthält wertvolles Eiweiß, Salz-, Nähr- und Wirkstoffe. Wird ungerinnbar gemacht und zu Plasmakonserven verarbeitet. Plasma ohne Fibrinogen (Eiweißstoff für Blutgerinnung) ist Blutserum.

Bluteiweißstoffe/Plasmaproteine: ihr Anteil am Gesamtblut ist sieben bis acht Prozent. Sie stehen im ständigen Austausch mit dem Eiweiß der Organzellen, auch zirkulierendes Proteindepot genannt.

Bilden Wasser, transportieren zahlreiche körpereigene und fremde Stoffe, sind für die Blutgerinnung (Fibrinogen) zuständig, bilden Antikörper und aktivieren Enzyme. Sie erhalten die physikalischen Eigenschaften des Blutes aufrecht, wie Kolloiddruck, Viskosität, Pufferkapazität und andere.

Fibrinogen: lösliche, natürliche, im Blut vorkommende Eiweißkörper, die für die Blutgerinnung zuständig sind. Sie leiten die erste Phase der Blutgerinnung ein; werden in den Sternzellen der Leberkapillaren gebildet, rasch umgesetzt und gerinnen unter Hitzeeinwirkung. Ihr Anteil im Blut liegt bei 0,25 Prozent.

Blutserum/Blutwasser: sein Anteil am Gesamtblut beträgt 55 Prozent. Nach der Blutgerinnung bleibt dieser flüssige Teil des Blutes übrig, enthält Thrombin, jedoch kein Fibrinogen – im Gegensatz zum Blutplasma.

Thrombin: leitet die Phase zwei der Blutgerinnung ein, indem es Fibrinogen in Fibrin umwandelt.

Anorganische Salze: wie Natrium, Calcium, Kalium, Magnesium, Eisen, Jod, Kohlen-, Phosphor-, Schwefelsäure.

Transportstoffe: Nahrungsstoffe, wie Eiweiß, Kohlehydrate, Fette, und Immunkörper, Hormone, Enzyme, die das Blut an ihre Zielorte weiterbefördern.

2. *Die festen Bestandteile des Blutes*

Blutzellen: Bezeichnung für geformte, feste Elemente des Blutes, die roten und weißen Blutkörperchen und die Blutplättchen.

Erythrozyten/rote Blutkörperchen: scheibenförmige, kernlose, winzige Zellen mit zentraler Delle an der Ober- und Unterseite, die sich im roten Knochenmark bilden. Dieser hochspezialisierte Anteil des Blutes hat keinen Atmungsstoffwechsel. Mit seinem Hämoglobin transportiert er den Sauerstoff im Organismus. Die Lebensdauer beträgt

100–120 Tage. Bei Sauerstoffmangel im Gewebe vermehrt sich das Kalzium im Innern der Zellen, und sie erstarren. Dadurch verschlechtert sich auch die Mikrozirkulation.

Hämoglobin: Blutfarbstoff, der dem Blut bei Lichteinfall seine rote Farbe gibt.

Leukozyten/weiße Blutkörperchen: Sammelbegriff für die weißen Blutzellen, die im Blut in blutbildenden Organen oder in entzündlichem Gewebe anzutreffen sind. Sie haben einen Kern. Wir unterscheiden:

- Granulozyten aus dem Knochenmark,
- Lymphozyten aus den Lymphknoten, den Mandeln und der Milz und
- Monozyten aus dem Knochenmark und dem Blut (RES). Lebensdauer: 3–120 Tage.

Aufgaben: Durch ihre besondere Art der Beweglichkeit eignen sie sich hervorragend zur Abwehr krankmachender Keime. Sie bilden Enzyme, sind fähig zur Phagozytose. Bei akuten Entzündungen emigrieren sie in erhöhter Zahl durch die jetzt durchlässigen Gefäße und bilden Eiter.

RES: Retikul-endotheliales System. Freß- und Speicherzellen, die bedeutungsvoll für Stoffwechselvorgänge und Immunkörperbildung sind, wirken zusammen.

Eiter: Anhäufung von Gewebstrümmern und Leukozyten.

Thrombozyten/Blutplättchen: kleinste scheibenförmige, farblose, dünne Zellbruchstücke, die die Blutgerinnung einleiten, im fließenden Blut die ersten Thromben bilden und bei der Blutstillung mitwirken.

- Stammen von Riesenzellen des Knochenmarks oder
- aus dem Kernabbau der Vorstufen der Erytrozyten;
- sind selbständige Zellen.

Werden in der Milz abgebaut. Lebensdauer 8–12 Tage. Antikörper zerstören die Thrombozyten.

Thromben: geronnener Blutpfropf in einem Blutgefäß.

Die Arbeit des Blutkreislaufs

Wir unterscheiden beim geschlossenen Blutkreislauf
- den kleinen oder Lungenkreislauf und
- den großen oder Körperkreislauf.

Die Doppelpumpe Herz leitet Tag und Nacht rund fünf Liter Blut in die Arterien, das sogenannte arterielle Blut, während das Blut, das zum Herzen fließt, das sogenannte venöse Blut, durch die Venen kommt.

In der rechten Herzkammer beginnt der Lungenkreislauf. Bis in die kleinsten Haargefäße hinein breitet sich das Blut von dort aus aus. Die Lunge ist gut durchblutet. Während wir einatmen, reichert sich das Blut mit Sauerstoff an, verändert seine Farbe, es wird hellrot; arterielles, sauerstoffbeladenes Blut ist flüssiger. In den Venen läuft es wieder aus dem Gewebe zusammen und treibt nach getaner Arbeit sauerstoffarm, nun dunkelrot, als venöses Blut zurück zur linken Herzkammer, von wo es in den großen Körperkreislauf strömt.

Das System verzweigt sich schon bald ab der Körperschlagader in große Arterien bis zu kleinsten Kapillaren. Blut, das unter starkem Druck aus dem Herzen herausschießt, verlangsamt seine Fließgeschwindigkeit, je weiter es sich vom Herzen entfernt. Arterielles Blut versorgt Gehirn, Nieren, Arme und Beine, Muskeln, Haut und Eingeweide und einzelne Körperzellen mit Sauerstoff und Nährstoffen zur Verbrennung. Es transportiert organische und anorganische Stoffe, Hormone, Antikörper, Enzyme und Eiweiße und nimmt Stoffwechselabfälle und Kohlendioxid auf dem Rückweg auf. Wieder wechselt die Farbe, diesmal von Hell- in Dunkelrot. Dieses venöse – mit Abfällen, Giften, Fremdstoffen und Restprodukten schwer beladene – Blut strömt träge und sauerstoffarm über den rechten Vorhof zur rechten Herzkammer zurück, um von dort seinen Weg über die Lungen wieder zum Herz zu nehmen und als arterielles Blut in den Körper zu strömen.

Auf dem Weg dahin muß es Kontrollstationen passieren. Die erste Station ist die Pfortader. Hier wird das Blut in die Milz umgeleitet, die es von großen schädlichen Substanzen, toten Blutzellen und Keimen reinigt. Die Leber kontrolliert, baut für die Zellen Unbrauchbares ab, reguliert die Nährstoffabgabe und entgiftet über die Galle. Dieses gesättigte Blut darf nun in die linke Herzkammer über ihren Vorhof fließen, um dann nach seiner Passage durch die Lunge als arterielles Blut wieder in den Körper strömen zu können. Nun sollten wir von sauberem Blut sprechen dürfen, können es aber nicht, denn alle Kontrollstationen hat einer passiert: der Pilz. Und dieses erklärt auch Endokarditis, den Pilz im Herz.

In den Gallenwegen werden Pilzbällchen sehr selten bestätigt, dagegen ist die Leber bei einer systemischen Pilzinfektion häufig beteiligt.[52]

Es verbleiben Zellen, die über die Kapillaren nicht versorgt werden. Während das Blut in die venösen Blutwege zurückfließt, sickert ein Teil durch die Gewebespalten (sie liegen zwischen den einzelnen Zellen) in die Lymphgefäße. Die Versorgung der restlichen Zellen wird durch das Lymphsystem sichergestellt. Im Serum, dem zellfreien Bestandteil des Blutes – auch Lymphe genannt –, befindet sich noch reichlich Nahrung für den Pilz (Schwerpunkt Fette und Milch). Die Lymphe fließt durch ihr eigenes Gefäßsystem.

Auf ihrem Weg durch den Magen-Darm-Trakt hat sie sich ebenfalls mit Fremdteilen beladen und muß auf ihrem Rückfluß zum Herz gefiltert werden. Lymphknoten sitzen – wie gesagt – an den Körperstellen, die Einflüssen von außen besonders preisgegeben sind. Durch viele Kläranlagen (Lymphknoten) und zwei Sammelstationen erreicht die Lymphe ihr Hauptorgan, den Milchbrustgang. Von hier aus fließt sie zur linken Schlüsselbeinvene und mündet in das Venensystem.

Ich habe diesen Kreislauf so ausführlich dargestellt, damit Sie sich eine Vorstellung davon machen können, wie leicht sich Candida albicans über Blut- und Lymphbahnen ausbreiten kann. Ermüden Lymphozyten und Lymphknoten im Kampf gegen eine Entzündung, hat der Pilz auf diesem Wege ein leichtes Spiel. Das Gewebe hat er schon an den Därmen überwunden, denn der Pilz scheidet Enzyme aus, die Eiweiß zerstören und die Darmwände durchlässiger machen. Die Leukozyten sammeln sich ebenfalls an einem Entzündungsherd und setzen dort ihre Kräfte ein, um den Körper zu schützen. Der Pilz kann unbeobachtet und nur wenig behelligt auf Wanderschaft im Organismus gehen. Wie beschrieben können ihn auch Säure und alkalische Gebiete nicht stoppen, er fühlt sich in beiden Umgebungen ausgesprochen wohl. Das Terrain erweist sich also wieder als günstig.

8. Gehirn, Nerven und Hormone

Wenn man erklären will, wie Gefühle, Erwartungen, Streß, Trauer und Glück die Abwehrkräfte des Körpers und wie umgekehrt die Vorgänge im Immunsystem unser psychisches Empfinden beeinflussen, kommt man nicht umhin, verstehen zu lernen, wie wir überhaupt denken und fühlen; beides findet im Gehirn statt. Hier ist die Werkstatt des Bewußtseins. Die geistigen Höhenflüge liegen ebenso wie die einfachen Gelüste in der physikalisch-chemischen Natur des zentralen Nervensystems (ZNS). Gehirn, Nerven und Hormone arbeiten über ein Vernetzungssystem zusammen, das gleichermaßen im Gehirn und im Immunsystem ihre Basisstationen hat. Hormone sind Signalstoffe, die das Verhalten und die Empfindungen eines Menschen entscheidend beeinflussen, wenn nicht sogar insgesamt ermöglichen. Das gilt nicht nur für psychosomatische Zusammenhänge, sondern auch für Entwicklungsprozesse, wie die der Pubertät, für das Eß-, Trink- und Schlafverhalten, die Sexualität.

Das Gehirn und das zentrale Nervensystem

Unsere Organe, unser Denken und Fühlen steuert das zentrale Nervensystem (ZNS). Es arbeitet mit dem Drüsensystem zusammen, das seine Produkte, die Hormone, über Hypophyse und Hypothalamus als Boten durch den Körper schickt. Informationen sind in allen Bereichen lebenswichtig, ob im Alltag draußen oder in unserem Körper. Werden diese Bot-

schaften falsch übermittelt, ist schnell Chaos die Folge und – ohne regulierende Hilfe – der Zusammenbruch des Systems. Ohne das Nervensystem wäre unser Leben nicht möglich. Wir könnten uns weder bewegen noch an einer Blume riechen, einen Brief schreiben, Auto fahren, eine Schraube festziehen oder uns einfach freuen. Wir würden auch keinen Schmerz empfinden. Wir könnten keinerlei Gefühle ausdrücken.
Unser Nervensystem bildet eine unzertrennbare, funktionelle Einheit. Es birgt alle Nervenzellen und -bahnen. In ihnen sind Neuronenketten zusammengeschlossen, sogenannte Leitungsbahnen, die im Querschnitt einem Kabel gleichen. Mit deren Hilfe steuert es die Körperfunktionen und paßt sie an. Über sensorische Rezeptoren, die Empfangsstationen der Zellen, laufen Reize zu den Nervenzentren im Gehirn oder dem Rückenmark. Sie fangen die Energiestöße auf, das Gehirn wertet sie aus und sendet Impulse. Über diesen Weg reguliert das Nervensystem die Reaktionen und Funktionen des Organismus wie die Atmung, die Arbeit von Muskeln, Gefäßen und Drüsen, die Ernährung der Gewebe und regelt das Empfinden.
Das Nervensystem wird unterteilt in ein:

– zerebrospinales Nervensystem mit dem zentralen (ZNS) und peripheren Nervensystem und ein
– vegetatives oder autonomes Nervensystem, auch Vegetativum genannt.

1. Rückenmark und Gehirn sind Teile des zentralen Nervensystems (ZNS). Das Rückenmark besteht aus Nervengewebe und ist die Verlängerung der Hirnsubstanz. Als gebündelte Stränge ziehen sich die Nerven durch den Wirbelkanal, in dem sie von Rückenmarkshäuten umgeben sind. Nach oben verlaufende Stränge dienen der Orientierung, nach unten fließen die Befehle zu Gliedern und Rumpf. In ihm liegen die motorischen Nerven, sie zeichnen für alle willkürlichen Bewegungen – dazu zählen zum Beispiel Sprechen und Gehen – verantwortlich.
   Das Gehirn ist der im Schädel gelegene Teil des zentralen

Nervensystems (ZNS). Es ist vom Blut durch die sogenannte Hirn-Blut-Schranke getrennt. Die Hirnsubstanz ist aus Wasser, Fetten (Lipiden), Eiweiß und wenig Kohlehydraten gebildet. Das Gehirn ist das, relativ gesehen, stoffwechselaktivste Organ, da es bei einem Anteil von etwa zwei Prozent des Körpergewichts ungefähr 20 Prozent des gesamten Grundumsatzes stellt; allen voran Glucoseumsatz (Blutzucker) bei hohem Sauerstoffverbrauch. Seine Versorgung gewinnt es aus
– Wasser,
– Glucose,
– Sauerstoff und
– rund 70 weiteren Nährstoffen.

2. Das periphere Nervensystem besteht aus Nerven und Ganglien (Gruppen von Nervenzellen). Es umfaßt die Gesamtheit aller Hirn- und Rückenmarksnerven außer denen, die nur die Versorgung der Eingeweide tragen. Sie sind in größeren und kleineren Ansammlungen überall im Körper verteilt. Synapsen (Verbindungsstellen zwischen zwei Nervenzellen; Reizleitung) und Botenstoffe leiten Nachrichten an ein Organ weiter und lösen die Funktion aus.
3. Das vegetative oder autonome Nervensystem, das sich in einen sympathischen und einen parasympathischen Anteil gliedert, wobei die Anteile gegeneinander und/oder sich gegenseitig ergänzend wirken, steuert die unwillkürlichen Handlungen. Es ist eng verbunden mit allen übrigen Teilen des Nervensystems, die man auch animal nennt. Alles, was unbewußt oder ohne Einfluß unseres Willens abläuft, wird von hier aus reguliert und versorgt unsere Organe. Blutgefäße, Eingeweide und Drüsen, verbinden Leib und Seele.

Hirn- und Rückenmark sind von einer Flüssigkeit, dem Liquor (Flüssigkeit), umgeben, die der Lymphflüssigkeit ähnelt. Die zwischen Blut und Gehirn bestehende Blut-Hirn-Schranke, eine Art Sicherheitsschranke, dient dem Schutz des Gehirns. Es sollen nur bestimmte Substanzen aus dem Blut in den

Liquorraum übertreten können. Der Liquor füllt den Spaltraum um die Gehirnarterien und Gehirnvenen aus, stützt das Gewebe und begrenzt den um die Blutgefäße vorhandenen Lymphraum. Dieser Bereich wird Virchow-Robinsche-Räume genannt. In diese Räume scheidet die Hirnsubstanz lymphpflichtige Stoffe aus, die zum Hals wandern, sie werden dort von den blutgefäßeigenen Lymphgefäßen aufgenommen und abtransportiert. Er schützt das zentrale Nervensystem vor mechanischer Verformung und garantiert einen schnellen Druckausgleich im System.

Durchbrechen Keime die Blut-Hirn-Schranke, gehen sie aus dem Blutgefäß in den Liquor und das zentrale Nervensystem ein.

Auch unser Gehirn muß ernährt werden. Dafür ist es von Blutgefäßen durchzogen, die die Nährstoffe hineinbringen und die Abfallstoffe des Gehirnstoffwechsels beseitigen. Die Nahrungszufuhr wird an einer »Schranke« kontrolliert; das heißt, die Blutgefäße, wie die Wandzellen der Gehirngefäße, verfügen über eine besondere Struktur: Die Stoffe müssen durch die Zellen selbst geschleust werden, um ins Gehirn gelangen zu können. So wird das Gehirn vor unkontrollierter Überschwemmung, die zu Funktionsstörungen führen kann, geschützt.

Die Blut-Hirn-Schranke kann aber geschädigt werden, zum Beispiel durch Gifte, Sauerstoffmangel und Immunreaktionen bei Infektionskrankheiten, wie Candidamykosen. Da es im Gehirn Gebiete gibt, in denen die Blutkapillaren über keine Schranke verfügen, ist das Eindringen von Toxinen, in unserem Kontext Canditoxinen, ein leichtes. Erste Alarmzeichen sind psychische »Unpäßlichkeiten«, wie Ermüdungs-, Erschöpfungs-, Migräneanfälle, Kopfschmerzen, Reizbarkeit, Gedächtnisprobleme, Konzentrationsmängel, gestörter Orientierungssinn und Schlafstörungen. Dazu kommen emotionale Reaktionen auf andauernde und laufend wechselnde Krankheitsempfindungen. Muskel-, Gelenk-, Kopfschmerzen und Migräne sind typische Erscheinungen einer Überreaktion auf Pilzgeflechte, die Myzel. Sobald der Pilz und seine Ausläu-

fer behandelt werden, verschwinden auch die Störungen und Belastungen.
Über die Darmwände gelangen Substanzen in die Blut- und Lymphbahnen, die Überreaktionen im Körper auslösen. Ist das Immunsystem angeschlagen, spazieren die Fremdstoffe an den angeschlagenen Abwehrkörpern vorbei, als würden sie nicht gesehen. Sie schauen sich im ganzen Körper um und laufen über die Blutbahn in das Nervensystem ein.
Besondere Zielorgane sind das zentrale Nervensystem (ZNS), das hormonelle System und damit speziell verbunden die Fortpflanzungsorgane der Frau, das Verdauungssystem, die Haut und Atemwege, das Muskelskelettsystem. Das zentrale Nervensystem kann auf Blutwegen, eingeschränkt auf lymphatischem Wege, und übergreifend angesteckt werden.
Tag für Tag sind wir psychischem Streß ausgesetzt. Zusätzlich belasten uns Ernährungsfehler, Allergien, Umweltgifte, Chemikalien, last not least die Nahrung an sich, die, industriell fabriziert, mit Pilzen und Enzymen vollgetankt ist. All diese Gifte, psychische wie physische, beeinflussen unseren Stoffwechsel, der sich mit den Aggressoren auseinandersetzen muß: Neurotransmitter sind unterwegs, und Hefezellen sind unterwegs; ob aus Nasennebenhöhlen oder während einer Operation im Hirnbereich, sie zielen auf das zentrale Nervensystem (ZNS). In der Folge kann es dann zur Abflußbehinderung des Liquors kommen.
Durch Wahrnehmung, Stoffwechsel und Gefäßversorgung sind die Augen eng mit dem Gehirn verbunden. Nervenstränge verbinden Lymphgefäße und -knoten im Hals-Nasen-Ohren-Bereich und entlang dem Kiefer mit der Zentrale im Gehirn und dem Sehnerv. Bei Hefebesiedelung im Kopfbereich sollte Ihr Augenarzt einen Befall der Augen ausschließen.
Es ist nicht auszuschließen, daß auch körperfremde Substanzen durch die Darmschleimhaut zum Gehirn gelangen. Zu den so verdächtigten Stoffen gehören Kasein, der Käsestoff, der wichtigste Eiweißbestandteil der Milch, und Gluten, das »Klebereiweiß« des Weizens, ein Eiweißstoff, der für die Backfä-

higkeit des Mehles wichtig ist. Das Gehirn verwechselt diese Stoffe mit körpereigenen Hormonen.
Zusammengefaßt heißt das: Der General aller Organe ist das Gehirn, das deren Funktionen überwacht. Obwohl es nur etwa zwei Prozent unseres Körpergewichts wiegt, ist es an unserem Gesamtenergieverbrauch in höherem Maße beteiligt, denn es ist unser »fleißigstes« Organ. Das zentrale Nervensystem (ZNS) ist ein essentieller Teil dieses Gehirns. Hier ist der Sitz unseres Geistes. Von hier aus steuert es alle emotionalen und körperlichen Funktionen. Auf Störungen wird sofort reagiert. Wir werden reizbar, unruhig, vergeßlich, nervös, deprimiert, oder unsere Muskeln und Gelenke schmerzen, ein Auge ist schmerzhaft entzündet; wir haben psychische wie physische »Schmerzen«.
Der Energieträger ist das Blut; seine Fracht bestimmt über Wohl- und Unwohlsein.

Sympathikus und Parasympathikus

Rechts und links von der Wirbelsäule verläuft der Grenzstrang (zusammengefaßte Nerven), in den Sympathikus und Parasympathikus, beziehungsweise das sympathische und parasympathische System, eingebettet sind. Der Sympathikus ist eine paarig angelegte Kette von Ganglien (Nervenknoten), die von der Schädelbasis zum Steißbein reicht. Verbindungsäste (Ableitungen) laufen zu den Hirn- und Rückenmarksnerven. Auf dem Weg zu den einzelnen Organen verzweigen sich die Nervenfasern in drei neue Bahnen. Sie sind miteinander und mit dem sympathischen System und alle mit dem zentralen System verbunden.
Der Parasympathikus hat hauptsächlich im Kopf und Becken »zu tun«: Seine Zielorgane sind Herz, Lunge, Bronchien und die Bauchorgane. Er reguliert selbständig Stoffwechsel, Blutdruck und -verteilung wie den Wärmehaushalt. Parasympathikus und Sympathikus beeinflussen sich gegensätzlich und/oder komplementär.

Fast jedes Organ unterliegt dieser antagonistisch-komplementären, das heißt, zweifachen Wirkungsweise.

Tabelle 5: Die Tätigkeit von Sympathikus und Parasympathikus

Organ	*Sympathikus*	*Parasympathikus*
Augen	erweitert, Ferneinstellung	verengt, Naheinstellung
Herztätigkeit und -kraft (nicht die Kammermuskulatur)	fördert	hemmt
Bronchialmuskeln	läßt sie erschlaffen	spannt sie an
Magentätigkeit	hemmt	fördert
Darmtätigkeit	hemmt	fördert
Leber	mobilisiert Zuckerdepot	keine Reaktion
Nebennierenmark	Hormonausschüttung	keine Reaktion

Der Sympathikus ist am aktivsten am Tag, wenn wir Innen- und Außenreizen ausgesetzt sind. An seinen Nervenenden wird Noradrenalin freigesetzt. »Notfallfunktionen« sind sein Aufgabenbereich. Wird er plötzlich stark erregt, macht er sich zum Kampf bereit. Rasch schüttet das Nebennierenmark Noradrenalin ins Blut aus, alle sympathikusabhängigen Organe erbringen augenblicklichst Höchstleistungen.
Der Parasympathikus sorgt für die Erholungsphasen im Körper und fördert damit die Arbeitsbereitschaft der Organe. Der Parasympathikus nutzt bevorzugt die Ruhephasen des Körpers aus. Nachtschichtarbeiter sind die Leber, die Nieren, der Dünn- und Dickdarm, die Bauchspeicheldrüse, der Magen und die Milz. Das Herz schaltet nachts auf Schongang. Azetyl-

cholin, ein gefäßerweiternder Wirkstoff, wird ausgeschüttet, das blutgefäßerweiternd, damit blutdrucksenkend wirkt; es verlangsamt den Herzschlag, was zum Energieaufbau führt. Diese Reaktionen sind Überbleibsel einer Zeit, in der der Mensch als Jäger und Sammler der Natur ausgesetzt war. Von der »gesunden« Reaktion des inneren Alarmsystems hing das Überleben ab.

Der Hypothalamus ist die zentralnervöse Region im Gehirn, unter anderem der Sitz der emotionalen Funktionen, die Schaltzentrale für das vegetative Nervensystem. Er produziert aber auch Hormone, die in die Hypophyse (in ihren Hinterlappen) abgegeben werden, und registriert die Antworten, die die Drüsen zurücksenden.

Ein Beispiel: Sie fahren entspannt an einen See zum Baden. Ein Kind springt Ihnen vors Auto. Scharf ziehen Sie den Atem ein, er wird schneller, auch der Herzschlag (Sympathikus). In den Mandelkernen jagen sich Impulse und ringen um eine Entscheidung. Der Hypothalamus registriert: bremsen und ausweichen. Informationsausstöße flitzen durch die Ganglien, diese kleinen Knoten der Nervenzellen, wo die Informationen neu verteilt werden. Die Pupillen verengen sich, Sie konzentrieren sich, schätzen die Entfernung ab (Parasympathikus), der Blick in den Rückspiegel sichert sie. Gefühle von Angst und Zorn geben ihren Armen und Beinen Kraft. Sie treten hart auf die Bremse, greifen das Lenkrad fester und reißen es nach links. Schreck und die Aufregung mobilisieren das Zuckerdepot der Leber. Kuppeln, Bremsen, alles erfolgt fast automatisch. Ohne daß wir es besonders registrieren, hat der Darm seine Arbeit eingestellt, das Becken zieht sich zusammen. Der Körper braucht seine Kräfte, um die Situation zu meistern, die Gefahr auszuschalten. Geschafft, der Wagen steht, und das Kind ist unbeschadet. Die körperinnere Anspannung fällt in sich zusammen, Sie fühlen sich leer, schlaff und ausgehöhlt. Erleichtert steigen Sie aus dem Auto und bringen das Kind zu den Eltern. Der Blutspeicher ist vom Zucker entleert und wird bald mit dem Harn ausgeschieden werden. Der Hypothalamus stellt zuerst auf Erholung und

dann auf Normal. Die Krise schwingt sich aus. Der Parasympathikus ist das ausgleichende Element und paßt nach dem Streß den Herzschlag an.
Jede Belastung des Menschen wirkt sich auf Sympathikus und Parasympathikus aus. Die verbreitetsten Fehlfunktionen betreffen Magen und Darm. Der Magen entzündet sich, die Entzündung wird chronisch. Es folgen bald Verstopfung oder Durchfall; der Darm ist »krank«.
Und wie oft gelingt es unserem Körper, uns!, nicht, die Aufregung zu stoppen und abzustellen. Der Körper verbraucht ständig Energie, der Motor läuft und läuft. Die Funktionsabläufe des Hypothalamus sind gestört, der Körper wird ausgelaugt, der Tank ist leer, die Krankheit bricht aus.

Drüsen und Hormone

Hormone sind der Treibsatz unseres Lebens. Sie sind das Bindeglied zwischen Körper und Geist. Hormone sind Signalstoffe, die praktisch alle Körperfunktionen beeinflussen. Bis vor kurzem noch wußte man wenig über Hormone und die zwei Gehirnorgane Hypothalamus und Hypophyse. Seit 20 Jahren arbeiten Wissenschaftler fasziniert an diesem Thema. Unter anderem entdeckten sie, daß keine zwei Personen den gleichen hormonellen »Putz« tragen und daß das hormonelle Gleichgewicht eines jeden Menschen einzigartig ist.
Weiter entdeckten sie, daß ein Mangel an bestimmten Hormonen die Gesundheit und das emotionale Wohlgefühl dramatisch beeinflußt. Die Pharmaindustrie lernte, synthetische (chemisch produzierte) Hormone zu produzieren, die in die Therapie eingingen. Menschen, deren Körper die Herstellung gewisser Hormone nicht gelingt, kann so geholfen werden.
Zwei Arten von Drüsen wirken in unserem Körper: exokrine (exo = außen) Drüsen, die ihre Sekrete (Absonderungen) nach außen unmittelbar an eine freie Oberfläche wie Haut und Verdauungstrakt abgeben, und endokrine (endo = innen), die – auch unechte Drüsen genannt – ihre Sekrete

direkt in die Blut- beziehungsweise Lymphgefäße oder ins Gewebe ausschütten. Die Produkte der exokrinen Drüsen sind Schweiß, Speichel, Verdauungssäfte und Schleim. Diese Flüssigkeiten erreichen ihre Zielorgane durch Gänge (zum Beispiel den Gallengang). Endokrine Drüsen bedürfen im Gegensatz zu den exokrinen keines Ausführungsganges, um ihre Sekrete, Hormone genannt, in den Körper zu schicken. Aufgrund ihres direkten Weges werden sie auch weit von ihrem Ursprungsort wirksam.

Von den Drüsen sind vor allem Bauchspeicheldrüse (Pankreas), Schilddrüse, Thymusdrüse und »Gelbkörper« geläufig. Es gibt viel mehr, so die Nebenniere, die Leber, die Hypophyse, um die wichtigsten zu nennen. Organe, wie Magen, Nieren und Dünndarm, produzieren ebenfalls Hormone.

Der Hypothalamus hält die Verbindung zwischen dem vegetativen und dem hormonellen System beziehungsweise wirkt auf beide ein. Da er die elementarsten Bedürfnisse des Menschen reguliert wie Durst und Hunger, Schlaf- und Wachrhythmus, die Sexualität, ist er an der Regulation vieler unbewußter Mechanismen des Körpers beteiligt, zum Beispiel dem weiblichen Zyklus. Der Hypothalamus, sein Name kommt von seiner Lage, ist der »unterhalb des Thalamus« gelegene Teil des Zwischenhirns.

Der Thalamus (Sehhügel) ist eine eiförmige Masse von Nervenzellen, die alle sensiblen Informationen aus Kopf, Rumpf und Gliedmaßen aufnimmt, verarbeitet und zu der sogenannten Körperfühlsphäre weiterleitet. Unterhalb von ihm befinden sich diese kleinen Zellansammlungen, die Hypothalamus genannt werden. Durch den Hypothalamus fließt mehr Blut als durch irgendeinen anderen Teil des Gehirns. Die Griechen der Antike nannten den Thalamus das »Tor zum Bewußtsein«.

Die haselnußgroße Hypophyse ist eine sehr wichtige Drüse. Diese winzige, zweilappige Drüse (Hypophysenvorder- und -hinterlappen) liegt an der Basis des Zwischenhirns unterhalb des Hypothalamus und über dem Dach des Mundes. Sie arbeitet im Innern wie ein Thermostat, macht sicher, daß die richtige Menge von Hormonen im Körper gegenwärtig ist. Die

Hypophyse produziert die sogenannten Proteo- oder Peptidhormone, so genannt wegen ihrer chemischen Struktur. Die Hypophysenhormone, wir können sie als Stimulantien ansehen, wirken auf die sogenannten Hormondrüsen regelnd ein, so auf Schilddrüse, Nebenniere, Geschlechtsdrüsen. Die Produktion der Wachstumshormone ist eine der Hauptaufgaben dieser Drüse.

Thyreotropin (TSH), ein weiteres Hypophysenhormon, reguliert oder heizt den Verbrennungsprozeß der schmetterlingsförmigen Schilddrüse an. Es aktiviert oder bremst unser Tun. Bei Unterfunktion der Schilddrüse »kleben« Sie an Ihrem Sessel fest, und nichts geht mehr. Sie werden dick. Bei Überfunktion der Schilddrüse überschlagen Sie sich, sind quirlig und schlank. Eine überreagierende Schilddrüse kann in die Magersucht führen.

Ihre sogenannten gonadotropen Hormone wirken auf die Geschlechtsdrüsen ein, so auf das

- FSH (das Follikelreifungshormon), das die bläschenartige Außenschicht (Follikel) der Eizelle wachsen läßt beziehungsweise die Samenbildung anregt, das
- IZSH (interstitielles zellenstimulierendes Hormon), das an der Bildung des Testosterons beteiligt ist, das
- LH (luteinisierendes Hormon), das die Eireifung stimuliert, sowie das
- Prolaktin (LTH oder laktotropes Hormon), das direkt auf die Brustdrüsen und die Milchproduktion wirkt.

Wie können Sie nun feststellen, ob Ihre Organe und Drüsen richtig arbeiten und genügend Hormone produzieren, damit Sie glücklich und gesund bleiben? Eine komplette körperliche Untersuchung mit einfachen Bluttests kann zur Klärung von Unregelmäßigkeiten in der Hormonproduktion Ihres Körpers beitragen.

9. Pilze und Verdauungssystem

Bekanntlich liegt die Kraft des Baumes nicht in seinen Ästen oder Zweigen, sondern in seinen Wurzeln. Dementsprechend stammt auch die biologische Kraft des Menschen nicht aus seinen Armen oder Beinen, sondern aus seinem Wurzelorganismus, dem Verdauungsorgan. Dieses verarbeitet die aufgenommene Nahrung, nimmt daraus mit Hilfe seiner wurzelartigen Zotten die lebenswichtigen Nährstoffe und beliefert damit den ganzen Organismus. Da es außerdem Abfall, Gift und Müll des Stoffwechsels ausscheidet, ist es für die gesamte Gesundheit eines Menschen von grundlegender Bedeutung.
Innerhalb dieses Verdauungssystems hat Candida albicans ihren »großen Auftritt«. Unser Verdauungstrakt ist die große Bühne für Milliarden von Hefen und Schimmelpilzen.
Unser Verdauungsschlauch ist neun Meter lang, vom Mund zum After gerechnet. Seine Arbeit ist exakt durchorganisiert, jede Abteilung leistet eine bestimmte Arbeit. Verdauung beginnt bereits im Mund. Ptylain, ein Enzym des Speichels, spaltet zunächst einen Teil dieser Kohlehydrate in das Stärkezwischenprodukt Dextrine und weiter in Maltose auf. Die angespeichelten Speisen wandern in den Magen.
Wird das Essen hinuntergeschlungen, bleibt dem Enzym zuwenig Zeit zur Spaltung, und das Essen liegt nur Momente später als schwerer Stein im Magen. Zugleich schadet schlecht gespeichelte Nahrung der Bauchspeicheldrüse. Daß ein schlechter Magen der Vater des Pessimismus ist, das meinte schon Nietzsche.
Durch die Speiseröhre rutscht der Brei in den Magen, der

geringe Mengen von Alkohol, Zucker und Salzen resorbiert. Geruch, Geschmack, verschiedene Gewürze und Speisen regen die Magenschleimhaut und ihre Drüsen an. Sie sondern ein Sekret ab, die Magensäure, und zwar 1,5 bis drei Liter pro Tag. Der Magensaft besteht aus dünner Salzsäure und verschiedenen Enzymen. Verschluckte Bakterien werden hier abgetötet, die Pilze bleiben erhalten.
Das wichtigste Magenenzym heißt Pepsin, es leistet als Hauptarbeit die Eiweißverdauung. Nichtangedaute Kohlehydrate bleiben unverdaut, es fehlen die entsprechenden Enzyme. Reichlich vermischt mit Magensäure, wälzen sich dieser Speiseklumpen, einige restliche Bakterien und Candida albicans in Richtung Dünndarm.
Angeschlossen an den Magen ist der ungefähr 30 Zentimeter lange (zwölf Finger breite) Zwölffingerdarm, der bereits Teil des Dünndarmes ist. Er gleicht einem Hufeisen. Hier mündet aus der Leber Gallensaft ein, und die Bauchspeicheldrüse schickt Enzyme zum Fett-, Eiweiß- und Kohlehydrateabbau. Die Bauchspeicheldrüse ist für die Produktion des Insulins verantwortlich. Ist sie aus irgendeinem Grund unfähig dazu, schießt nach dem Essen der Blutzuckerpegel hoch hinauf, was zum Krankheitsbild Diabetes mellitus führt.
Während einige Menschen diabetisch werden, weil ihr Körper nicht genug Insulin produziert, werden es andere, weil ihr Körper nicht angemessen auf die Insulinproduktion antwortet. Erst durch die Zusätze aus der Bauchspeicheldrüse kann der Dünndarm wieder Stärke aus der Nahrung gewinnen. Dieser Saft, dieser »Bauchspeichel«, enthält neben anderen Substanzen sogenannte Amylasen, die Verdauungsenzyme, die unter anderem Stärke und Zucker zu Maltose beziehungsweise Glucose verarbeiten. Maltose gärt sehr leicht unter dem Einfluß von Hefe, also auch unter dem Einfluß des Hefepilzes Candida albicans. Während des Gärungsvorganges treibt die Hefe auf, das Resultat ist ein sehr, sehr unangenehm, vielleicht sogar schmerzhaft gequollener Bauch.
Essen wir Fett, bildet die Darmschleimhaut das Hormon Cholezystokinin. Muskelaktivität setzt ein und bewirkt die Ent-

leerung der Gallenblase, stimuliert die Bauchspeicheldrüse und steigert die Darmbewegungen.
Der Dünndarm ist nun der eigentliche Ort, an dem die Substanzen des Nahrungsbreis aufgespalten werden. Der Dünndarm hat eine erstaunliche Länge von vier bis fünf Metern (der Dickdarm ist nur eineinhalb Meter lang). Er besitzt etwa vier Millionen fingerförmige Erhebungen der Schleimhaut, die Darmzotten, die sich wie Wasserpflanzen in der Strömung wiegen und dem Nahrungsbrei alle verwertbaren Aufbau- und Energiestoffe entziehen. Vitamine, Mineralien, Spurenelemente nehmen diesen Weg, Fette ziehen über lymphatisches Gewebe, die Peyer Plaques, in den Blutkreislauf. Glattgestrichen ergäben diese Zotten eine Fläche von 350 Quadratmetern, das wäre ungefähr die Größe eines Fußballfeldes. Eine Zotte ist bis zu eineinhalb Millimeter hoch. In jeder liegt ein Gefäßnetz. Durch die Zotten erreichen aufgespaltene Nahrungsbausteine das Blut- und Lymphgewebe, werden von dort zu den einzelnen Zellen geschwemmt und zur Zellernährung zerlegt.
Solange Candida albicans genügend Nahrung findet, bleibt sie an den Darmzotten festgeklammert. Wird die Nahrung einseitig und findet sie nicht mehr genügend Einfachzucker beziehungsweise Kohlehydrate, dringt sie von hier aus mit den Nahrungsstoffen in die Blutgefäße hinüber. Die Zotten stellen die Brücke. Zuerst erweitern sie das Gewebe, das nicht nur für größere Teile, sondern auch für die Pilze durchlässiger wird. Die zotteneigene Muskelbewegung – gesteuert vom zentralen Nervensystem (ZNS) – drückt sie in die Blut- und Lymphbahnen. Allerdings müssen die Pilze beim gesunden Immunsystem eine strenge Fremdstoffprüfung durchmachen. Ist das Immunsystem allerdings mit der eigenen Regeneration überanstrengt, erkennt es die Pilze nicht.
Ein angeschlagener Dünndarm löst wäßrig-schleimige Durchfälle mit erheblichen Flüssigkeitsverlusten und Elektrolyteschwankungen aus.
Der Dickdarm wirkt wie ein Trockenbecken. Der Rest des Nahrungsbreis wird teils vergoren, teils wird ihm Wasser ent-

zogen, wird zu Kot eingedickt und über den Mastdarm ausgeschieden. Im Mastdarm tummeln sich die unterschiedlichsten Bakterien, die unter Umständen Vitamin B12 und K synthetisieren. Auch Viren sind hier angesiedelt, der Pilz marschiert durch.

Die Gärungs- und Fäulniserreger

Im Darm des Erwachsenen herrscht ein natürlicher Widerstreit von Gärungs- und Fäulniserregern, die den pH-Wert ausgleichen. Sie sind Verdauungsgehilfen, wirken als Gewebeschutz und schaden uns nicht.

Magen und Dünndarm sind beim Menschen normalerweise keimarm. Fehlt dem Magensaft Salzsäure, besiedeln Fäulniskeime beide. Dabei verschwindet der Bifidusanteil im Dickdarm, und die Pilze nehmen stark zu. Diese Bakterien sind aber wichtig. Als harmlose Mitbewohner schützen sie den Darm vor gefährlicheren Bakterien und Pilzen.

Die Darmflora ist eine Barriere gegen Fremdkeime. Entstehen Blähungen, Gasbauch, Verstopfung oder Durchfälle, heißt das, daß die Darmflora angegriffen ist. Ist die Widerstandskraft ihrer Bakterien geschwächt, können Bestandteile der Darmflora, besonders nach deren Durchtritt durch die Darmschleimhaut, große Schäden anrichten.

Keime siedeln im Dickdarm, wo bereits Kohlehydrate zersetzt und Nahrungsbausteine resorbiert worden sind. Im gesunden Magen und Dünndarm findet keine Vergärung des Speisebreis statt. Anders, wenn Candida albicans seinen Einzug gehalten hat. Die Pilze scheiden Stoffwechselprodukte aus, die gärend wirken. Magen und Dünndarm werden zur brodelnden Destille. Sie sind sauer. Und das lassen sie uns spüren!

Veränderte Ernährungsgewohnheiten

Vergessen wir nicht, daß Pilze im Darm eine sicher streuende Quelle für ständige Wiederansteckung bleiben, das gilt vor allem für die Geschlechtsorgane.
Unsere Eßkultur verändert sich laufend. Nach dem Kriegsende dauerte es noch Jahre, bis man sich ein saftiges Schweineschnitzel »leisten« konnte. Dann wurde Fett zum Volksfeind Nummer eins erklärt. Jahrelang schwammen wir auf der dünnsten Brennsuppe daher, um mit gertenschlanker Silhouette zu gefallen. Aber die Lightprodukte waren nicht der durchschlagende Erfolg. Arm an Kalorien, reich an Entbehrungen ist »out«.
Vollfettkost ist »in«. Mit reichlich Sahne läßt sich fast jedes Essen schmackhaft machen. 564 Tonnen Sahne ließen wir uns 1992 schmecken. Das sind umgerechnet pro Person sieben Kilogramm. Fetthaltige Chips (150 Gramm haben 800 Kalorien) und Süßigkeiten spielen eine immer größere Rolle. Die Fernsehwerbung erzieht uns dazu, Lebensmittel mit viel Fett zu verzehren. Spaß und Genuß dürfen beim Essen nicht fehlen! Der Eis»brocken« Magnum bringt allein 294 Kalorien – und schmeckt! Eine weitere Eissorte liefert 22 Gramm Fett pro Portion, das ist mehr als der Tagesbedarf einer 60-Kilo-Frau. Das bringt fette Beute. Käse mit 60 Prozent in der Trockenmasse heißt übersetzt 30 Gramm Fett in 100 Gramm Käse. Und der Zusatz »extra sahnig« verkauft sich noch besser. Fett steigert ein Genußerlebnis, keine Frage! Sahne, Fette und Öle sind für uns leicht erreichbar, und manch einer verwendet sie im Übermaß. Wer denkt an einen Pilz, wenn er ein so gutes Leckerle ißt? Daß es der Auslöser für Beschwerden sein kann? Geschmack erleben wir im Mund- und Rachenraum. Haben Sie aber schon einmal mit den nachfolgenden Organen »geredet« und gefragt, was die von diesen Genüssen halten?
Eine kleine Fett- und Ölkunde: Ohne Fett können wir nicht leben. Fett ist ein in jeder Zelle vorhandener Nahrungsstoff. Bei uns Menschen kommt er meistens im Fettgewebe vor.

Allerdings kann der Körper nicht alle Fette selbst aufbauen, die der Organismus braucht, um zu funktionieren. Ungesättigte Fette heißen diese essentiellen (lebensnotwendigen), aber nicht im Körper vorhandenen Fette. Mit ihrer Hilfe verwerten wir die fettlöslichen Vitamine A, E, D und K.
Diese Fette bestehen in der Regel zu 94 bis 96 Prozent aus Fettsäuren. Diese wiederum unterteilt man in die gesättigten und ungesättigten Fettsäuren. Gesättigte Fettsäuren stammen meist von Tieren. Wir finden sie in Schmalz, Butterfett, Talg; sie sind bei Zimmertemperatur noch hart beziehungsweise in Form. Eine Ausnahme bildet das Kokosfett, das pflanzlichen Ursprungs ist. Ungesättigte Fettsäuren sind in den flüssigen Ölen enthalten, aber auch in der Butter als ungesättigter Buttersäure. Als Faustregel gilt: Je flüssiger ein Fett – auch bei Kälte – ist, desto mehr gesunde, ungesättigte Fettsäure enthält es.
Aus den Früchten und Samen von Pflanzen stammen flüssige (fette) Öle. Fette und Öle sind in der Regel nicht wasserlöslich, lösen sich aber leicht in Äther, Benzin und Chloroform. Flüssige Öle werden erhärtet, also durch chemische Reaktion zu festen Fetten umgewandelt, wie die Margarine, deren Ursprung Pflanzenöle sind. Die ungesättigten Fettsäuren der Öle nehmen Wasserstoffatome auf und verändern sich durch diese chemische Reaktion mehr zu gesättigten Fetten (Hydrogenisierung).
Ölhaltige Samen werden ausgepreßt, oder ihr Öl wird durch Lösungsmittel entzogen. Ohne Wärmezufuhr werden Samen, Nüsse, Pflanzenteile zu einem Saatbrei zerkleinert und durch eine Art Fleischwolf gedreht. Das kaltgepreßte, abgelaufene Öl wird etwas gereinigt, aber nicht raffiniert. Es enthält noch Vitamine, Lezithin und Geschmacks- und Farbstoffe.
Während der Heißpressung erhitzt man den Saatbrei bis auf 80 Grad Celsius und preßt das Öl unter hohem Druck aus der Presse. Das Öl wird raffiniert, das heißt entschleimt, entsäuert, und verliert den Geruch.
Extraktion ist die dritte und häufigste Methode. Unter Einsatz von organischen Lösungsmitteln, wie Benzin, werden

auch noch die letzten Tropfen aus den Rückständen der ausgepreßten Samen, Bohnen und Pflanzenteile chemisch herausgezogen. Dieses Öl wird ebenfalls raffiniert. Vorteil ist, daß ständig neues Material zugeführt und das alte herausgezogen werden kann, ohne daß der Arbeitsablauf unterbrochen werden muß. So können große Ölmengen schnell gewonnen werden. Nur ein Teil der wertvollen Inhaltstoffe verbleibt im Öl. Durch die Raffination verliert das Öl umweltbedingt Gifte, die in den importierten Ölfrüchten noch enthalten sein können.

Je nach Tier- oder Pflanzenart tragen die Öle ihren typischen Geschmack (Fischöl, Olivenöl). Bewahren wir sie länger an der Luft auf, nehmen sie unter dem Einfluß von Sauerstoff und Licht leicht einen ranzigen Geschmack an. Die wertmindernde Raffination bewahrt das Öl vor diesen Veränderungen: Naturöle werden zusammen mit Wasser erhitzt, gereinigt und veredelt. Gleichzeitig verlieren sie ihr Aroma und die Vitamine A und E, natürliche Antioxidantien, die das Öl vor dem Ranzigwerden schützen. Also setzt man chemische Antioxidantien wieder zu, um das Öl haltbar zu machen (bis zu einem aufgedruckten Haltbarkeitsdatum). Nur reine Fette sind geruch- und geschmacklos.

Wann verwenden wir nun welches Öl? Kaltgepreßte Öle eignen sich hervorragend für kalte Speisen und Salate. Da ihr Gehalt an ungesättigten Fettsäuren am höchsten ist, sind sie ausgesprochen hitzeempfindlich, verbrennen leicht und entwickeln Schadstoffe.

Öle sind wichtige Ernährungsbausteine. Ihre Wirkung hängt von den vorhandenen Fettsäuren ab. Wesentliche Merkmale sind:

- die Länge der Kohlenstoffkette,
- die Art ihrer Verbindung zwischen den einzelnen Kohlenstoffatomen.

Gesättigte Fettsäuren sind Einfachverbindungen; einfach oder mehrfach ungesättigte Fettsäuren enthalten Doppelverbindungen.

Die Öle mit mehrfach ungesättigten Fettsäuren versorgen uns

mit den lebenswichtigen (essentiellen) Fettsäuren, die wir über das Essen zu uns nehmen müssen. Sie regulieren zum Beispiel das Immunsystem, Muskelfunktionen und den Blutdruck, stützen Herz und Gefäße. Mehrfach ungesättigte Fettsäuren sind zu 75 Prozent in Distelöl und zu 65 Prozent in Sonnenblumenöl enthalten. Sojaöl, Maiskeimöl und Baumwollsaatöl enthalten auch noch über 50 Prozent. Olivenöl (73 Prozent) und Erdnußöl (50 Prozent) enthalten einfach gesättigte Fettsäuren. Sogar Hanf, besser bekannt unter dem Namen Marihuana, eignet sich als Speiseöl.
Vollöle oder nicht raffinierte Fette enthalten natürliche Vitamine, Karotine (Provitamin A) und Phytosterine. Phytosterine sind organische Verbindungen aus pflanzlichen Zellen, fettartige Stoffe, die den Lipiden untergeordnet sind. Für den Zellaufbau sind die in Vollölen enthaltenen Schleimstoffe wichtig, die zum größten Teil aus wertvollen Lipoproteiden (Eiweiße und Fette) bestehen. All das läßt den Stoffwechsel funktionieren.
Karotin zählt zur Gruppe natürlicher, pflanzlicher Farbstoffe, es oxydiert und spaltet sich zu Provitamin A, das in Butter, Milch, aber auch Leber und Nieren vorkommt. Es ist fettlöslich wie das Vitamin A, das aus ihm entsteht. Die gelbliche Farbe des menschlichen Körperfetts kommt durch diese Farbstoffe.
Fette wie Öle erreichen den Dünndarm. Der Speisebrei löst einen Reiz aus, den die Bauchspeicheldrüse mit der Ausschüttung des Pankreassafts beantwortet. Er enthält die Enzymgruppe Lipase, die sich auf die Spaltung von Fetten in freie Fettsäuren und wasserlösliches Glyzerin spezialisiert hat. Über die Darmwand gelangen die Fettsäuren in die Lymph- und Blutbahn und werden im Blut schleunigst wieder mit dem Glyzerin verbunden. Eiweißkörperchen warten ungeduldig auf die Fetttröpfchen, klemmen sie sich unter den Arm, und ab geht's zu den Zellen. Hier wird fleißig gebaut. Altes wird in das Blut abgeschoben Richtung Müllkippe, die neuen Fetttröpfchen übernommen und in das Zellgewebe eingebaut. Hormone helfen eifrig bei diesen Umbauarbeiten.

Der Transport überschüssiger Fettpäckchen läuft unbeachtet zur Leber und ist dort jederzeit abrufbereit. Speziell die Sexualhormone beeinflussen Lage und Anlage von Fettdepots. Wir unterstützen den Organismus bei diesem Ab- und Umbau am besten, wenn wir Fette in gesättigter und ungesättigter Form verzehren. Fette, Kohlehydrate und Eiweiße sind unsere Nährstoffe. In welchem Verhältnis wir die Anteile zu uns nehmen, bestimmen wir selbst. Ist es unausgeglichen, folgen körperliche Veränderungen und nach einiger Zeit Über- oder Untergewicht. Fette sind die höchsten Energiespender. Jedes Gramm Fett liefert rund neun Kalorien.
Noch eine interessante »füllende« Tatsache: Ihre Glykogenspeicher in Muskeln und Leber werden prompt durch vorhandenen Blutzucker aufgefüllt. Alle Reste lagern unter der Haut im Fettgewebe ein.

Der Umgang mit Fett

Selbst wenn Sie gertenschlank sind, stellt das Fett 15 Prozent Ihres Körpergewichts. Fett ist nicht nur Füllmaterial, sondern es strukturiert den Zellkern und ist Rohmaterial für entscheidende Hormone. Zellen haben einen Kern, der von Wasser umgeben ist. Als Mantel und zugleich als Trennlinie dienen die wasserdichten Fette und das Cholesterin. Zahlreiche Rezeptoren leisten hier Erkennungsdienste, damit die Botenstoffe ihre Meldungen an das Zellinnere abgeben können. Innerhalb dieser Wand herrscht die Aktivität unseres Lebens. Außerhalb, zwischen den einzelnen Zellen, ist wieder Wasser als »Puffer« eingelagert. Kleine Fettmoleküle erhalten dem Körper die von den Fetten gespendete Energie. Daneben stellen Fettsäuren Rohmaterial zur Hormonproduktion von Prostaglandinen bereit, die direkt in den Zellen aus Fettsäuren hergestellt werden. Diese Gewebshormone regulieren Blutfette wie Cholesterin, senken den Blutdruck, verhindern, daß das Blut verklumpt. Sie sind an der Entwicklung der T-Lymphozyten beteiligt und beeinflussen die Thymushor-

mone. Sie wirken mit bei Schmerzreaktionen und stoßen bei Allergien und Entzündungen verstärkt Leukotriene (Vermittlerstoffe) aus.
Essen wir essentielle Fettsäure, verfügen wir über ausreichende Mengen an Prostaglandinen und Leukotrienen. Bei einem Mangel ärgern wir uns über trockene Haut, strohiges Haar und brüchige Nägel.
Soll der Körper gesund funktionieren, braucht er zwei Arten essentieller Fettsäuren, Omega-3 und Omega-6. Sie liefern wichtigen Gefäßschutz. Quellen für Omega-3 sind Walnüsse, Sojabohnen, Kürbiskerne und vor allem Kaltwasserfische wie Lachs, Forelle und Sardinen. Diese Fettsäuren sorgen für flexible Zellmembranen und mindern zähflüssiges Blut, in der Folge ist das Gewebe besser mit Sauerstoff versorgt, eine Thrombosegefahr reduziert.
Omega-6 kommt fast ausschließlich in Pflanzen vor. Wir finden es reichlich in Sesam-, Sonnenblumenkernen und in deren Ölen. Mit Hilfe von Omega-6, Magnesium und Vitamin B6 werden Prostaglandine gebildet, die die Körperabwehr aktivieren.
Essentielle Fettsäuren reagieren empfindlich auf Sauerstoff, Hitze, Licht und Mikroorganismen; Sauerstoff trägt zu ihrem Abbau bei. Deshalb sollten Samen, Nüsse und Pflanzenöle nur in kleinen Mengen gekauft, gekühlt aufbewahrt und frisch und roh konsumiert werden. Das Rösten der Nüsse und Samen und das Erhitzen des Öls zerstören die Fettsäuren.
Ist die Fettverwaltung im Rahmen des Gesamtstoffwechsels gestört, vermehrt sich der Fettgehalt im Blut, und der Fettabbau ist gestört. Folgen sind ein Mangel an Gallensaft und ein abnorm schneller Dünndarmtransport. Die Produktion des Gallensaftes läßt sich etwas beeinflussen. Verwenden Sie schwerpunktmäßig ungesättigte Fettsäuren, damit der Gehalt der Gallensäuren in der Gallenflüssigkeit ansteigen kann.
Weshalb ist dieser Gallensaft so wichtig? Aufgabe der Gallenflüssigkeit ist:
– das Nahrungsfett zu umhüllen, damit die Darmwand es aufsaugen kann,

– den Saft der Bauchspeicheldrüse zu aktivieren,
– die Darmschleimhaut bei der Aufnahme von Kalzium und den fettlöslichen Vitaminen A, D, E und K zu unterstützen,
– die Darmbewegung anzuregen.

Die Leber ist alles in einem: Chemielabor, Fremdenpolizei und Energiezwischenlager. Sie leistet rund 600 Einzelaufgaben. Mit ihrem Gewicht von drei Pfund ist sie unsere größte Drüse und das wärmste Organ, das wir haben. Sie setzt sich aus Millionen stecknadelkopfgroßer Läppchen zusammen, die sich wie Radspeichen um die große Zentralvene gruppieren. Winzige Gallengänge verstecken sich zwischen den Läppchen. Die in den Leberzellen gebildete Gallenflüssigkeit wird eingesammelt, an die birnenförmige Vorratskammer, die Gallenblase, geschickt, eingedickt und auf Abruf zur Fettverdauung in den Dünndarm gekippt.

Die Leber prüft den Blutstrom auf eingeschlichene Feinde, Gifte, macht sie unschädlich und entschlackt. Sie verändert Fremdstoffe so, daß sie über Atmung, Harn und Stuhl ausgeschieden werden. Auf diese Art bauen wir Alkohol, Nikotin, Medikamente und Umweltgifte ab. Umweltgifte sind übrigens häufig fettlöslich und werden mit Hilfe von Fettsäuren deaktiviert.

Die Leber filtert Brennstoffe aus dem Blut. Zucker deponiert sie als rasch abrufbare Kraftreserve, Überschüsse an Zucker und Alkohol baut sie in Fett um. Überlastet sie allerdings unsere Wohlstandsernährung, lagert sie an den Hüften und im Bauch ein. Solches Fett übertrifft in seiner Anhänglichkeit jeden noch so treuen Hund. Vor allem verarbeitet sie Alkohol sofort. Eiweiß wird zu Körpereiweiß verwandelt, Nahrungsfett zu Körperfett. Als nächstes speichert sie Eisen ein, baut verbrauchte Blutkörperchen ab.

Nach Gaben von Antibiotika und über andere hinlänglich besprochene Faktoren passiert Candida albicans siegreich und – aufgrund seiner Säureresistenz – ohne die geringsten Vitalitätseinbußen den Magen. Ab dem Zwölffingerdarm übernimmt sie wie ein Feldherr triumphierend das Kampffeld, denn Immun- und Hormonsystem sind angeschlagen, auch der Vitaminhaushalt ist gestört. Denn nur gesunde und vor allem vorhandene Darmbakterien können die Vitamine B12 und K synthetisieren.

Mit Darmbakterien gegen Pilze

Ein Teil der Pilztherapie besteht darin, den Pilzen das Kampffeld Darm wieder abzunehmen. Dazu werden Bakterien von der Gattung Bifidus und Laktus eingesetzt.
Die Transportbewegungen des Dünndarms werden an jeder Stelle des Darmes hervorgerufen. Ausgelöst werden die Wellen durch die Dehnung der Darmwand, sobald sich durch Nahrung der Druck erhöht. Schlackenreiche Nahrung wie grobes Brot und Pflanzenkost verursachen eine lebhaftere Peristaltik als flüssige und breiige Kost. Säfte von Bauchspeicheldrüse und Galle werden kräftig untergemischt, der Speisebrei mit Enzymen zersetzt, die Nährstoffe durch die Schleimhaut aufgenommen.
Alles, was im Dünndarm der Verdauung entging, wird jetzt im Dickdarm in Angriff genommen. Bakterien entfalten ihre zersetzende Wirkung besonders gegenüber pflanzlicher Kost. Kohlehydrate vergären, ein Teil wird noch genutzt, und Eiweiße verfaulen. Wasser, auch Wasser der Verdauungssäfte, das der Dünndarm noch nicht entzogen hatte, holt der Dickdarm in seiner Trockenbeckenfunktion aus den unverdaulichen Resten, die nach der Passage durch den Mastdarm ausgeschieden werden. Denselben Weg nehmen auch die Pilze.
Bei einem gesunden Menschen können bis zu 30 Prozent Pilze im Mund und im Stuhl festgestellt werden. Der Durchwanderungsbefall stört nicht, solange die inneren Systeme intakt sind, der Pilz wird einfach ausgeschieden. Candida albicans ist relativ harmlos, solange im Darm eine bestimmte Toleranzgrenze nicht überschritten wird. Dennoch ist der Pilz eine Quelle für Infektionen und Rückfälle. Achtung ist geboten vor dem Schmiereffekt: Eine Genitalinfektion kann nämlich die Folge sein.

Da Candida albicans vom Abbau eigener Enzyme lebt, entwickelt sie gleichzeitig eine Resistenz gegen Verdauungsenzyme, die sie gefährden könnten. Candida im Darm kann zu starken Durchfällen und damit verbunden Flüssigkeits- und Elektrolytverlusten führen, die lebensbedrohend werden können.

Die Darmflora, von der immer gesprochen wird, teilt sich in folgende Bereiche auf:

- vom Mund bis zum oberen sauerstoffreichen Dünndarmbereich siedelt Laktobazillus azidophilus,
- im sauerstofffreien Dickdarm finden wir schwerpunktmäßig Laktobazillus bifidus,
- eine Mischflora lebt in dem sich überschneidenden Bereich, sie ist nur kurze Zeit überlebensfähig.

Beim Erwachsenen teilen sich im Dickdarm vor allem Laktobazillus bifidus und verschiedenste Bakterien, Viren und Pilze die Fläche untereinander auf. Kolibakterien vergären Glucose, säuern Milchzucker, bilden Vitamine und kräftigen das Immunsystem. Ist dieses Immunsystem stark, bildet es genügend Immunglobulin A und drängt Krankmachendes zurück.

Bei mit Muttermilch ernährten Säuglingen besteht die Flora fast ausschließlich aus Laktobazillus bifidus.

Aufgabe der Darmflora ist, das Säuren-Basen-Gleichgewicht im Darm aufrechtzuerhalten. Ist das Gleichgewicht aus dem Lot, treten Resorptionsstörungen und Allergien auf.

Laktobazillus azidophilus und -bifidus sind stäbchenförmige Milchsäurebakterien, die in saurem Milieu gut wachsen. Sie wandeln Kohlehydrate und Alkohol in Milchsäure um. Laktobazillus bifidus bildet auch Essigsäuren, die alle Zucker ohne Gasbildung zu Milchsäure vergären (in allen Milchprodukten).

Als Milch noch nicht pasteurisiert und damit keimfrei war, füllten angeschlagene Laktobazillen ihren Bestand auf diese Weise laufend auf. Wenige Joghurt- und Quarkprodukte verfügen noch über diese notwendigen Bakterien; zu finden sind sie nur noch in der frischgewonnenen Milch vom Bauernhof.

Ist die Besiedelung des Darmes entgleist, ist eine Darmsanie-

rung angezeigt. Darmsanierung führt zur Zerstörung der Behausung von Candida albicans: Es wird ungemütlich für den Pilz, und – freiwillig oder gezwungen – verläßt er das Revier. Der Kampf unter diesen Mikroorganismen ist hart.
Wenn Sie mit Ihrem Arzt beschließen, den gerodeten Urwald, die Darmflora, aufzuforsten, stellen Sie sich darauf ein, daß der Zerstörer Candida albicans, wenn er sich erst ausgebreitet und fest verankert hat, nur sehr schwer zu beseitigen ist. Also heißt es, täglich mehrmals lebende Laktobakterien in Tablettenform einnehmen. Lebendes in Tablettenform? Ja! Laktobakterien müssen kühl aufbewahrt werden (Kühlschrank), damit sie überleben können. Die neue Darmflora muß gehegt und gepflegt werden. Zweitwuchs ist anfälliger und wächst nicht mehr so dicht nach. Nehmen Sie die Tabletten auch dann noch ein, wenn die Pilze das Feld geräumt haben.
Auf dem Markt befinden sich verschiedene Präparate. Sie sind magensäurerestistent und entwickeln ihre volle Wirkung erst im Darm. Die Tabletten sind apothekenpflichtig, aber rezeptfrei; die Dosierung entnehmen Sie dem Beipackzettel.
Jeder von uns »rutscht« in der täglichen Ernährung mal aus, ißt etwas, das nicht so günstig ist. Bitte: Geben Sie den neuen Bakterien Zeit, sich einzuleben, zu vermehren. Vermiesen Sie den Pilzen gleichzeitig eine Wiederbesiedelung, indem Sie einzeln vorhandenen Pilzen ihre Nahrung streitig machen. Eine Ernährungsumstellung ist selbstverständlich; Empfehlungen werden Sie noch erhalten.
Laktobakterien vom Typ Azidophilus sind nicht nur äußerst wichtig, sondern auch besonders gut erforscht. Ihr Lebensraum ist der Dünndarm, in dem Nährstoffe umgebrochen und hauptsächlich resorbiert werden. Laktobazillus azidophilus bildet Enzyme, die ihrerseits bei der Verdauung von Proteinen und Milchzucker helfen und Vitamine der B-Gruppe erstellen; gleichzeitig zerstört er problemverursachende Bakterien. Er kreiert das natürlich antibiotisch wirkende Acidophilin und verhindert mit seiner Hilfe ein übermäßiges Wachstum von Candida albicans durch die Produktion von Hydrogenperoxid.

Antibiotikatherapie, »Wunderdiäten« und Streß helfen zusammen, daß sich Laktobazillus azidophilus und andere freundliche Bakterien aus unserem Körper zurückziehen. Antibiotika radieren ganze Kolonien aus. Diäten mit hohem Fett- oder Zuckergehalt bereiten die Darmflora für Pilze auf. Einmal verschanzt, sind diese schwierig zu vertreiben. Die Forschung hat bewiesen, daß emotionaler Streß Veränderungen in der Körperchemie auslöst, die zerstörerisch auf die gesunde Flora wirken.

Der häufig beschworene Vorschlag, Milchprodukte mit Laktobazillus azidophilus zu essen, wenn die Darmflora gestört ist, hört sich gut an, aber kommerziell hergestellter Joghurt ist gewöhnlich mit Laktobazillus bulgaricus und Streptokokkus thermophilus kultiviert, jedoch nicht mit Laktobazillus azidophilus. Nur wenige Sorten tragen letzteren, und dann noch in zu geringer Konzentration.

Das heißt nicht, daß ein natürlich fermentiertes Nahrungsmittel wie Joghurt keinen gesundheitlichen Gewinn bringt; denn es enthält andere Mikroorganismen, die die Darmflora nähren und das Sprossen von Laktobazillus azidophilus unterstützen. Wer gesäuerte Nahrungsmittel wie Joghurt, Kefir und frisches Sauerkraut regelmäßig in seinen Speiseplan einbaut, tut für den Erhalt einer gesunden Flora genug, für eine angeschlagene natürlich nicht.

Gesäuerte Milch in jeder Form – ohne Zucker und Früchte! – ist erwünscht. Sauerkraut sollte roh gegessen werden, es fördert eine gesündere Flora. Milchsäure ist auch in sauren Gurken und im Sauerteigbrot enthalten. Ein intakter Dünndarm enthält Hunderte von Millionen dieser Mikroorganismen, der gesamte Darm etwa 1,5 Kilogramm von ihnen. Je mehr Laktobakterien Sie also essen, um so eher siedeln sie sich wieder fest an.

»Laktobazillus azidophilus kann endlos eingenommen werden. Tatsächlich sehe ich Azidophilus als Nahrung an.«[53] Er kann ergänzend, ohne zeitliche Begrenzung und vorsorglich eingenommen werden. Vorteilhaft ist zusätzlich eine zucker- und fettreduzierte Ernährung mit Fasern und komplexen Kohlehydraten.

Laktusbazillus azidophilus erwies sich als wirksames Mittel in der Behandlung von vaginalen Hefeinfektionen, bei Herpes Virus I und II, Akne, bei Geschwüren am Mund und bei Reisedurchfall, auch bei rheumatischer Arthritis, chronischem Müdigkeitssyndrom (CFS) und allen Autoimmunkrankheiten. Milchzucker ist für Candida albicans ein harter Brocken; er ist der einzige Zucker, den sie nicht verstoffwechseln kann. Dafür ist er eine beliebte Speise der Schutzbakterien. Während sie wachsen, hungert der Pilz. Milchzucker wirkt leicht abführend und süßt nur wenig. Er hilft dem Körper, Kalzium für den Knochenaufbau zu verwerten. (Milchzucker finden Sie in den Lebensmittelabteilungen der Kaufhäuser und im Reformhaus.)

Eine gesunde Verdauung verlangt eine sinnvolle Nahrungsaufnahme und die wirkungsvolle Ausscheidung der Restprodukte. Viele von uns plagen sich mit Verdauungsproblemen herum, ausgelöst durch verlangsamte gebremste Verdauungsfunktionen, aufgrund mangelnder Bewegung und ungesunder Ernährungsgewohnheiten.

Kräuterabführmittel wirken bei hin und wieder vorkommender Verstopfung effektiv, doch regulärer Gebrauch macht abhängig. In Deutschland werden jährlich 40 Millionen Packungen Abführmittel verkauft! Versuchen Sie es doch einmal mit stark gewürzten Speisen. Besonders sind Gewürze wie Cayennepfeffer, schwarzer Pfeffer oder Ingwer geeignet, die die Peristaltik ebenso sicher stimulieren wie ein kräftiger Fußmarsch.

Eine ballaststoffreiche Diät aus Gemüse, Früchten und Vollkorn und viel Flüssigkeit (mindestens zwei Liter pro Tag) ist die wirkungsvollste Kur. Ballastzusätze wie unlösliche faserstoffreiche Weizenkleie oder lösliche quellstoffreiche Haferkleie tun manchem gut. Glutenfreie Rübenballastflocken eignen sich besonders für den Allergiker. Vergessen Sie nicht Bohnen, Linsen, Erbsen, Kartoffeln (mit Schale) und den Rhabarber. Sie alle liefern Volumen und beruhigen durch ihre schleimigen Eigenschaften die Darmwände.

Ballaststoffe und Pilze

Samen sind die Energiedepots einer neuen Pflanze. Samen versorgen uns deshalb mit dem Feinsten, mit hochwertigem Eiweiß, mit ungesättigten Fettsäuren, mit Vitaminen und Mineralstoffen. Zu den kalorienärmeren Samen zählen Sonnenblumen- und Kürbiskerne. Mohn kurbelt die Verdauung an, und allen Samen ist eigen, daß sie zerkleinert oder gemahlen schnell ranzig werden. Leinsamen enthält gesundes Leinöl und quillt im Wasser um das Dreifache des Volumens auf. Der hohe Schleimgehalt reguliert und fördert die Darmtätigkeit. Die altbewährte Kleie hobelt buchstäblich die Schleimhäute ab. Sie besteht fast nur aus reinem Ballast. Trinken Sie täglich mindestens zwei bis drei Liter (am besten Wasser oder Bittertee), denn Ballaststoffe führen bei zu wenig Flüssigkeitszufuhr zu Verstopfung!

Um den Darm zu regulieren, genügen täglich zwei bis drei Teelöffel eines Ballaststoffs zusammen mit einem großen Glas Wasser. Alles, was im Darm hängenbleibt, fault und gärt. Ballaststoffe quellen im Darm auf und binden gleichzeitig die überfälligen, giftigen Stoffe, wie sie überschüssiges Fett binden. Kräftige Darmbewegungen geben schädlichen Keimen keine Chance. Bakterien- und Pilzleichen werden aufgenommen; den Canditoxinen bleibt einfach keine Zeit mehr, sich auszubreiten, sie werden durch die sich ausdehnenden Ballaststoffe mit zum Ausgang getrieben. Leiden Sie unter Reizdarm oder Blähungen, starten Sie langsam mit einem Teelöffel eines Ballaststoffes und steigern über ein paar Wochen hinweg auf die volle Menge. Reagieren Sie empfindlich, kochen Sie sich eine Getreidesuppe. Das Grundrezept finden Sie auf Seite 207 Ballastreiche Vollwertkost kann blähen. Ursache sind pflanzliche Zucker oder Fruchtzucker, die zusammen mit löslichen Faserbestandteilen Darmbakterien wachsen lassen. Den unangenehmen bis unschicklichen Blähungen können Sie mit Gewürzen wie Anis, Koriander, Kümmel oder Fenchel zu Leibe rücken.

Tabelle 6: Ballaststoffanteil einiger gebräuchlicher Nahrungsmittel

Menge	*Art*	*Gewicht*
1	Apfel	1,5 Gramm
1	Banane	3,4 Gramm
1 Schale	Cornflakes	2,8 Gramm
3 EL	grüne Erbsen	10,8 Gramm
1 Portion	gelbe Rüben	2,3 Gramm
3 EL	gekochter Kohl	2,5 Gramm
1 Becher	Müsli	3,7 Gramm
1	Orange	2,4 Gramm
3 EL	Reis (braun)	2,5 Gramm
3 EL	Reis (weiß)	1,4 Gramm
1 Portion	Spinat	6,3 Gramm
1	Tomate	0,9 Gramm
1 Scheibe	Vollkornbrot	2,6 Gramm

Unter Ballaststoffen verstand man früher die überflüssigen Bestandteile einer Pflanze. Es ist noch nicht lange her, daß man diesen Ballast als sehr nützlichen Bestandteil unserer Ernährung erkannte. Ballaststoffe fördern die Resorption der Wirkstoffe unserer Nahrungsmittel.

Ob und wie schnell die Sanierung Ihrer Darmflora gelingt, liegt allein an Ihnen. Bitte seien Sie diszipliniert, stellen Sie Ihre Ernährung um, und nehmen Sie die verordneten Medikamente regelmäßig ein. Sie werden sich am Ende viel wohler und kräftiger fühlen. Zuerst aber geht es Ihnen schlechter! Absterbende Candidazellen zerfallen. Stoffwechselprodukte, Toxine, werden freigesetzt, durchfluten den Körper. Ein allgemeines Krankheitsgefühl, manchmal sogar Fieber treten auf; alles sehr gute, wenn auch unangenehme Zeichen für eine Gesundung. Es zeigt, daß das Mittel wirkt. Diese Reaktion heißt Jarisch-Herxheimer-Reaktion, sie ist nach zwei Hautärzten, einem österreichischen und einem deutschen, benannt, die diese Reaktion festgestellt haben.

Es gibt ein Mittel, diese Reaktion zu umgehen. Die Diät, die Sie gleichzeitig beginnen werden, ist reich an Eiweiß! Fette binden Toxine und halten sie im Körper zurück. Pilzgifte fördern zudem schädliche Oxydationsprozesse. Schaffen Sie Abhilfe, indem Sie viele Ballaststoffe essen, die alles mit sich fortreißen. Gegen die Oxydation wirken genügend essentielle Fettsäuren und zusätzliche Vitamin-C-Gaben.
Sind die Pilze endgültig vertrieben – der Arzt hat es Ihnen durch Untersuchungen bestätigt –, können Sie trotzdem noch einige Zeit unter Krankheitssymptomen leiden. Verursacher sind verbliebene Canditoxine. »Jed' Ding will Weile haben«, das gilt auch für eine vollständige Körperreinigung. Essen Sie jetzt für einige Zeit keine Sauermilch- oder Joghurtprodukte. Die Beschwerden werden vergehen.
Sind Ihre Störungen verschwunden, heilen Fernwirkungen der Pilze, wie allergische Hautausschläge (Mykide) und Aphten ab, die nie im Bereich der Pilzherde zu finden sind.

10. Fruchtbarkeit, Sexualität und Partnerschaft

Da sich Pilze bei sexuellen Begegnungen übertragen, gebührt diesem Aspekt besondere Aufmerksamkeit. In diesem Kapitel erfahren Sie, wie eine Pilzinfektion tief in unsere Beziehungen eingreift, und Sie bekommen Anregungen für körperliche und seelische Hygiene.

Prämenstruelles Syndrom (PMS) und Pilze

Fährt Ihre Seele alle vier Wochen Geisterbahn, prangen Pickel auf Nase und Kinn, sitzt Ihr Haar wieder nicht, und sind Gelenke und Augenlider geschwollen? Fühlen Sie sich um die Zeit Ihrer Menstruation gereizt, müde, schwabbelig, aufgebläht? Dann sind Sie nicht allein. Millionen Frauen haben – mehr oder weniger stark – bis zu 50 verschiedene Symptome anzubieten. Egal, was andere darüber sagen, diese Symptome, die bis zu 14 Tagen vor Ihrer Periode in absoluter Regelmäßigkeit auftreten, spielen sich nicht nur in Ihrem Kopf ab. Sie sind durchaus real. Diese Beschwerden tragen den Namen prämenstruelles Syndrom (PMS). Die verschiedenen Organe produzieren unterschiedliche Hormone. In vielen Fällen stimulieren Hormone, die in einem Teil des Körpers produziert wurden, eine weitere Hormonproduktion in einem anderen Teil unseres Körpers. Ist aber eine Drüse oder ein Organ nicht fähig, diese Arbeit wirkungsvoll und richtig auszuführen, kann das viele vitale Funktionen unseres Körpers nachhaltig beeinflussen, ja auch stören.

PMS äußert sich vielseitig: Schlaflosigkeit, gesteigertes Durstgefühl, Unwohlsein, Schwindel, Schweißausbrüche, Ohrensausen, Nervosität, Verstopfung, Antriebsarmut und eine geringere Leistungsfähigkeit sind typische Beschwerden. Sie treten immer in den Tagen vor der Regel auf und teilen den Monat in eine Hälfte des »Wohl«gefühls und die Zeit des »Wehe«gefühls. Am meisten gefürchtet und verhaßt sind die Wassereinlagerungen und die damit einhergehende Gewichtszunahme. Das kann so weit führen, daß Sie Kleidung und Büstenhalter benötigen, die mehrere Nummern größer sind. Das Körpergewicht steigt von einem Tag auf den anderen um mehr als 1,4 Kilogramm an, es kann insgesamt zu einer Körpergewichtszunahme von bis zu sechs oder acht Kilogramm kommen. Diese ist selbstverständlich nicht durch eine Fettablagerung, sondern durch eine Flüssigkeitsretention (-zurückhaltung) bedingt.[54] Als Leitsymptom gelten die unangenehmen Brustschmerzen. Obwohl Sie mehr trinken, wird weniger Harn ausgeschieden. Ist der Gipfel überschritten, läßt der Durst nach, Sie scheiden viel Wasser aus, das Gewicht geht zurück, die Ödeme verschwinden.

Noch ist nicht alles bis ins kleinste Detail erforscht, was diese Empfindungen produziert, aber es beruht definitiv auf hormonellen Veränderungen.

Viele Frauen in den späten Dreißigern und frühen Vierzigern klagen bereits über einen unregelmäßigen menstruellen Zyklus und verstärkte prämenstruelle Symptome wie Reizbarkeit, Blähungen und Niedergeschlagenheit. Auslöser sind Schwankungen des Östrogen- und Progesteronspiegels, meistens in der Zeit, da sich die Frauen der Menopause nähern. Menopause, das Aufhören der Menstruation, findet um das Alter von 50 Jahren statt. Während einer Überbrückungsphase von bis zu sieben Jahren paßt sich der Körper dem niedrigeren hormonellen Ausstoß an. In dieser Zeit des Vorklimakteriums verringern die Eierstöcke nach und nach ihre Östrogenproduktion.

Welche Östrogenmenge im Körper einer Frau kreist, hängt zum einen davon ab, wie viele Hormone in den Eierstöcken wirksam sind, zum anderen davon, wie wirksam sich der Körper von überschüssigem Östrogen befreien kann. Für den Östrogenabbau ist die Leber verantwortlich, die Därme scheiden den Rest aus. Die Leber verstoffwechselt auch viele Nahrungssubstanzen, Überschüsse aus häufigem Alkoholkonsum und Fette. Ihr Arbeitspensum ist immens, manchmal einfach zu hoch, um auch noch das Östrogen wirkungsvoll abbauen zu können.

Östrogen tendiert dazu, die Konzentration der Katecholamine zu erhöhen. Katecholamine, dazu zählen Adrenalin und Noradrenalin, werden in den Nebennieren gebildet, durch nervöse Impulse gesteuert und in die Blutbahn ausgeschüttet. Katecholamine tragen also zu Gefühlen von Nervosität, Aufgeregtheit und Ängstlichkeit bei.

Zu viele Östrogene im Körper bremsen die Wirksamkeit des Vitamins B6, welches den körpereigenen Schmerzhemmer und Muntermacher Serotonin steuert. Zuwenig Serotonin kann zu Depressionen und Reizbarkeit führen.

Das Geschlechtshormon Progesteron (Gelbkörperhormon) wird in den Eierstöcken nach dem Eisprung gebildet. Dieses Hormon macht Sie schlaff und schläfrig und manchmal niedergeschlagen. Nach dem Eisprung wird dieses Hormon vom Gelbkörper (Drüse im Eierstock) abgegeben. Bildet sich der Gelbkörper zu schnell zurück, entsteht ein Ungleichgewicht von Östrogen und Progesteron. Im Hintergrund dieses Geschehens steht eine Fehlfunktion des Zwischenhirns. Progesteron hat entwässernde Wirkung; ist es nicht ausreichend vorhanden, folgen die Wassereinlagerungen in den Hand- und Fußgelenken, Augenlidern und im Bauch.

Auch Prolaktin ist mitverantwortlich für die Symptome des prämenstruellen Syndroms. Wie erwähnt, steuert es die Bildung der Muttermilch und die Fruchtwasseransammlung; es beeinflußt also den Wasserhaushalt und die Brustdrüsen, die nach einer Geburt »entlastet« würden. Vor der Periode lagert sich Wasser in den Zellen ein. Das schmerzhafte Ziehen in der Brust bleibt bis zu Beginn der Periode erhalten, dann geht ein großer Teil des Wassers ab.

Gestagene, wie das Progesteron, beeinflussen die Entwicklung der Geschlechtsmerkmale, steuern zusammen mit den Östrogenen den Menstruationszyklus, dienen der Empfängnisverhütung und steuern eine Schwangerschaft. Die Gestagene zeichnen während der Zeit vor der Periode verantwortlich für Bauchschmerzen, fettiges Haar und unreine Haut.
Viele Frauen leiden vermehrt unter Ödemen (Wasseransammlungen) in den Beinen. Ein Überangebot des Hormons Aldosteron greift in die Nierenfunktion ein, die Harnausscheidung funktioniert nicht mehr angemessen, das überschüssige Wasser lagert sich in den Beinen ein.
Offensichtlich sind die regelmäßigen hormonellen Veränderungen einer Frau enorm. Östrogene bauen die Gebärmutterschleimhaut in den ersten 14 Tagen auf, bis der Körper beim Eisprung zur Schwangerschaft bereit ist. Findet keine Befruchtung statt, fällt das »Kartenhaus« in sich zusammen. Unter Führung der Gestagene kommt es zwei Wochen danach zur nächsten Regel. Die Gebärmutterschleimhaut wird ausgeschwemmt. Dann bauen Östrogene sie von neuem auf.
Eine Theorie besagt, daß PMS »wie bei einem kleinen Drogenentzug zustande kommen« könnte. Danach fallen die körpereigenen Opiate nach dem Zyklusende ab, aus dem Mangel entstehen Müdigkeit und Depression. Dagegen fassen Psychoanalytiker die Beschwerden vor der Monatsblutung als eine Erkrankung »an der Weiblichkeit« auf. Das prämenstruelle Syndrom wird als somatisierte Angst vor Schwangerschaft einerseits und vor der Erniedrigung durch die schmutzige Menstruation andererseits erklärt. Umgekehrt könne aber in Einzelfällen ein sehr starker Kinderwunsch zu den Beschwerden vor der Menstruation führen, da diese die Hoffnung auf Schwangerschaft zunichte macht.[55] Manche Frauen beobachteten, daß in Krisenzeiten, wie nach Trennung, Wohnungs- und Berufswechsel PMS verstärkt auftrat.

Verdauungsprobleme und Allergien

Noch ein Punkt greift in der Zeit um die Menopause. Manche Frau lebt über einen längeren Zeitraum durchaus ernährungsbewußt; trotzdem treten Verdauungsprobleme auf, wenn das Essen nicht geeignet für ihren speziellen Körper ist. Denn jeder Körper ist einzigartig. Die verschiedensten Allergien, in diesem Fall besonders im Hinblick auf das Essen, erscheinen im mittleren Alter, weil Verdauungsenzyme und Salzsäure abnehmen. Sie sind ein sich kumulierender Effekt nach jahrelangen Diätexzessen oder hängen einfach damit zusammen, daß unbemerkt über lange Zeit Lebensmittel gegessen wurden, auf die der Körper allergisch war. Frauen klagen über Überempfindlichkeit, an die sie vor zehn Jahren nicht einmal dachten. Meistens sind es Milchprodukte und Weizen. Sobald sie aufhören, diese Produkte zu sich zu nehmen, verschwinden nicht nur Verdauungsprobleme wie Verstopfung, Durchfall und Blähungen, sondern auch prämenstruelle Symptome (PMS) oder vorklimakterische Beschwerden wie Müdigkeit und Depression. Die optimale Diät für solche Frauen ist der Ausschluß der bekanntesten »Täter«, nämlich Weizen, Eier, Milchprodukte, Erdnüsse und Zitrusfrüchte. Zusätzlich vertragen manche Frauen kein glutenhaltiges Korn wie Hafer und Gerste. Korn selbst beinhaltet zwar kein Gluten, aber es löst trotzdem bei einigen Menschen Probleme aus.[56]

Hormonelle Schwankungen und ihre Auswirkungen machen es Candida leicht, sich niederzulassen.

Hefen können Hormone machen! Hefen sind winzige Rundumkünstler. Auf der einen Seite zählen sie eindeutig zur Pflanzenwelt, auf der anderen Seite haben sie einige sehr tierhafte Verhaltensweisen, wenn es um ihre »Körperchemie« geht.

Während einer Untersuchung von Steroidhormonen an Menschen wurde auch Candida auf Steroidhormone überprüft. Gesehen wurden »brustwarzenähnliche Rezeptoren und Steroidhormone in mindestens drei verschiedenen Hefearten.

Wie es aussieht, hat Candida nicht nur Rezeptoren, die mit Kortison und Zuckerstoffwechsel zu tun haben, andere Hefen produzieren das weibliche Sexualhormon 17b-Östradiol.«[57] Östradiol ist das wichtigste Östrogen im Körper einer Frau.
In unserem Körper sind viele Rezeptoren, die den Hormonen ihre Aufgaben erleichtern. Je mehr Rezeptoren vorhanden sind, desto effektiver wirken die Hormone. Hormone laufen durch den Körper und suchen einen Platz, an dem sie sich verankern. Von hier aus wirken sie.
Das Prinzip des Rezeptors ist mit Schlüssel und Schloß zu vergleichen. Wenn der Schlüssel zum Schloß paßt, öffnet sich die Tür. So verläuft auch der Kontakt der Hormone (Schlüssel), von denen jedes sich einen Rezeptor (Schloß) suchen muß. Herrscht Mangel unter den Rezeptoren, findet das Hormon seinen Anschluß nicht und bleibt ohne Wirkung.
Zwei Menschen können die gleiche Menge eines bestimmten Hormons produzieren, wie Testosteron. Bei dem einen arbeitet es perfekt, er ist schlank, der andere wirkt träge und dick. Es sind die fehlenden Rezeptoren, die bei dem zweiten verhindern, daß das Testosteron seine Arbeit leisten kann und die beide so verschieden macht.
Seit 1985/86 gibt es klinische und wissenschaftliche Hinweise, daß eine Verbindung zwischen Candida und dem prämenstruellen Syndrom besteht. »Das prämenstruelle Problem kann bei mindestens 90 Prozent meiner Patientinnen auf chronische Candidasis zurückgeführt werden.« Oder: »Das erste, woran ich denke, wenn ich eine Patientin mit starkem prämenstruellen Syndrom sehe, ist die Beziehung zu einer Störung mit chronischer Candidasis ... vor allem, wenn sie mir eine Krankheitsgeschichte nennt mit Antibiotikaeinnahme, Sich-schlechter-Fühlen an feuchten Tagen, mit chemischer Überempfindlichkeit, Unverträglichkeit der Pille und wiederholter Scheidenentzündung.«[58]
Ein Teil der erwähnten Beschwerden lassen sich durch das Vitamin-B6 (Pyridoxin), wenn es genügend hoch dosiert ist, günstig beeinflussen.[59] Manchmal helfen auch winzige Dosen. Ein Pilzbefall muß vor Einsatz eines Hormons immer ausge-

schlossen werden. Auf jeden Fall sollten Sie Ihren Arzt darauf ansprechen. Zum Klimakterium und der Zeit danach: Häufig erhalten Frauen reine Östrogenpillen. Diese Pillen unterstützen ein Pilzwachstum nicht![60]

Es gibt viele Frauen, die sich häufig in immer kürzer werdenden Abständen mit Scheideninfektionen quälen. Diese sind nicht nur unangenehm bis lästig, sie verursachen unangenehmen bis peinigenden Juckreiz, Ausfluß, Brennen. Vor allem aber stören sie das Zusammenleben mit dem Partner, belasten beziehungsweise verhindern den Sexualverkehr. Der Ruf nach einem Antibiotikum nützt nichts, Pilze sind »immun« gegen Antibiotika. Beschwerden beim Geschlechtsverkehr führen zu Störungen der Partnerschaftsbeziehungen und zu Neurosen, unbehandelt münden sie manchmal sogar in eine Trennung.

Viele Frauen bleiben beschwerdefrei trotz ihres Candida-Befalls, was aber nicht dazu führen darf, daß Candida albicans nicht behandelt wird, denn der Pilz wird weitergetragen oder stört in der Folgezeit den eigenen Körper. Infektionen der Frau betreffen häufig Scham, Scheide und die Harnröhre. Candida albicans besiedelt meist die Scheide, Mischinfektionen mit Trichonomaden jedoch Scham und Scheide. Candida albicans verbreitet sich über

- Ansteckung,
- Besiedelung und Vermehrung der Pilze,
- Verminderung der eigenen Abwehrkräfte,
- Ansteckung durch den Partner,
- Pingpong-Infektion, weil Candida nicht ausgeschaltet wurde.

In der ersten Hälfte des Zyklus reagiert die Scheide noch wenig auf einen Pilzbefall, weil die Gebärmutterschleimhaut unter Einfluß von Östrogen steht. Während der zweiten Hälfte stößt sie die Zellen ab, und jetzt kann sich Candida ansiedeln. Die Infektion tritt auf. Setzen die Blutungen ein, schuppt sich die Scheidenwand ab, und mit diesem Reinigungsprozeß werden die Pilze zuhauf ausgestoßen. Weniger Pilze bedeuten darum auch weniger prämenstruelle Störungen.

Die Einnahme von Verhütungsmitteln simuliert eine Schwangerschaft. Die Schleimhaut ist weich, aufgelockert, besonders gut durchblutet, was zu Infektionen einlädt. Der Pilz nimmt die Einladung gerne an. Mag er doch die kuschelige Feuchtigkeit und Wärme.
Durch die Einnahme der Pille und während einer Schwangerschaft ist der Körper anfälliger für die Pilzinfektion, das gilt heute als erwiesen.

Pilz und Pille

Während einer Schwangerschaft hat Candida eine Chance. Die Genitalschleimhaut schuppt sich während dieses Zeitraums nicht ab. Gestagene lockern auch hier wie unter Einfluß der Pille die Gewebezellen auf und machen sie weich und weit. Geben Sie dem Pilz keine Möglichkeit, Ihr Kind zu infizieren, während es aus dem Geburtskanal austritt. Selbst wenn Sie symptomfrei sind und einem geringen Ausfluß keine Aufmerksamkeit schenken, sollten Sie regelmäßig einen Abstrich machen lassen.
Warum finden wir Candida albicans häufiger bei der Frau als beim Mann? Die Frau ist einem Ovulations- oder Menstruationszyklus ausgesetzt, der durch die Hormone der Hypophyse gesteuert wird. Die Veränderungen im Hormonaustausch wirken auch auf die Zellen der Scheide und Blase. Ganz anders beim Mann. Seine Keimdrüsen stellen Tag für Tag ungefähr dieselben Hormonmengen bereit. Der weibliche Körperbau und (eventuelle) Schwangerschaften begünstigen Harnweg- und Genitalinfektionen. Vor Abmagerungsdiäten ist grundsätzlich zu warnen, denn Krankheiten werden eher gefördert als eine schlanke Linie. Was für die Schwangerschaft gilt, gilt auch für die Pille. Die Frauen bemerken offensichtlich nicht, welchen gesundheitlichen Risiken sie sich ständig aussetzen, um das moderne, sogenannte selbstbestimmte, freie Leben zu führen.
Die Antibabypille unterdrückt die Immunitätslage der Frau

nicht, aber sie verbessert Milieu und Überlebenschancen der Pilze erheblich. Gestagene machen während der Pilleneinnahme die Vaginalschleimhaut locker und weich. Mehr Glykogen wird gespeichert, und der pH-Wert der Scheide gerät aus dem Gleichgewicht, das Milieu der Scheide wird alkalisch.
Die Pille wird von vielen Frauen ausgezeichnet vertragen. Sie gleicht unregelmäßige Blutungen aus und pendelt die Hormonlage ein. Und plötzlich löst die gleiche Pille die heftigsten Probleme aus. Wer sie lange Jahre nahm und eventuell auch schwanger war, sollte bei einem vielfältigen gesundheitlichen Beschwerdebild an Candida albicans als Verursacherin des Unwohlseins denken. Mittlerweile hat sich vermehrt das Hormon Glukagon in den Zellen eingelagert. Dieses Hormon wirkt blutzuckersteigernd, ein sicheres und die Pilze erfreuendes Nahrungsmittel. So unterstützen Hormone, sei es durch reichhaltige Nahrung, sei es über Gewebeveränderungen, Besiedelung und Ausbreitung des Pilzes.
Ein übermäßiges Wachstum in der Vagina wird durch den Umstand begünstigt, daß die Schleimhautoberfläche in der normalen Sekretion praktisch »gebadet« wird, und diese Sekretion enthält erhöhte Mengen an Glucose und Glykagon, beides bevorzugte Futtermittel der Pilze. Vor allem bei Diabetikern, Frauen, die die Pille nehmen, schwangeren Frauen und bei Patienten, die Glukokortikoide einnehmen, finden wir dieses Bild. Breitspektrum-Antibiotika, in hohen Dosen verabreicht oder über einen langen Zeitraum eingenommen, zerstören die natürliche Bakterienflora wie den vaginalen Laktusbazillus: Platz für Candida albicans ist geschaffen. Wird eine befallene Schleimhautoberfläche verletzt, tritt der Pilz in den Blutstrom ein und wird invasiv. Verfügt man über genügend Laktobazillen, ist Widerstand gewährleistet. Da Vaginalinfektionen bei ungefähr einem Drittel aller Frauen sich ohne Symptome darstellen, werden sie auch nicht behandelt. Bakterien der Gruppe Laktobazillus (Döderlein Bazillus) statten normalerweise die Scheide aus und schützen gegen Pilzbefall.
Ist der Scheidenausfluß sehr stark, juckend und schmerzhaft,

sollte man keine Scheidenspülungen vornehmen, weil sie die restlichen gesunden Bakterien auswaschen. Als Hausmittel empfiehlt sich, einen mit Joghurt oder Buttermilch getränkten Tampon einzuführen. Bitte verwenden Sie dazu Produkte, die Laktobazillus acidophilus oder rechtsdrehende Bakterien enthalten. Die Bakterien dieser Produkte sollen den pH-Wert des Scheidenmilieus verändern, die Scheidenflora aufforsten. Der Pilz selbst kann aber damit nicht vertrieben werden; diese Selbstbehandlung ersetzt den Besuch beim Frauenarzt nicht. Achtung: Verstärkter Ausfluß weist auf eine Ausbreitung des Pilzes im Darm hin.
Candida setzt sich am häufigsten zwischen Eisprung und Menstruation fest und kann innerhalb weniger Tage durch die Therapie beseitigt werden. Tritt Pilzbefall wiederholt auf, steckt ein systemischer Hefebefall hinter den Symptomen, der systemisch behandelt werden muß.[61]
Eine Ausrottung von Candida verhindert nicht das wiederholte Auftreten von Genital- und Harnleiterentzündungen. Die Kolonisierung von Candida ist sichtbar und schmerzhaft und der Deckmantel einer tieferliegenden Krankheit. Schwangerschaft, Chemotherapie, Diabetes und andere Faktoren machen bereit zu einer späteren Depression der zellvermittelnden Immunabwehr. Es ist wichtig, Genital- und Harnleiterinfektionen als eine Störung anzuerkennen, hinter der sich eine vorübergehende und lokale Immunschwäche oder ein permanentes Problem verbirgt.
Es kann jedem von uns einmal passieren, daß er einen Pilz »einfängt«. Das ist die gängige Meinung. Sie wird durch die leichte Behandlungsmöglichkeit bestärkt. Häufig unterschätzen wir deshalb Genitalpilze und deren heimtückische Verbreitung in unserem Organismus. Hinterhältiger sind aber Folgen und Begleitbeschwerden, wenn wir den Pilzen weiter das Terrain freigeben. Aber es gibt zur Sorge keinen Anlaß, Pilze können vertrieben beziehungsweise kleingehalten werden.

Tendenz steigend, der Mann holt auf. Männer verschweigen oft die Symptome, spüren aber sehr wohl ein Brennen im Penis oder in der Harnröhre. Beim infizierten Mann entzünden sich Peniseichel, das innere Vorhautblatt, die Prostata, häufig der Harnleiter – und außerdem die Furche in der Herzaußenwand zwischen Vorhof und Herzkammer!

Die überwiegenden Auslöser sind:

- Behandlung mit Antibiotika, Glukokortikoiden, Zytostatika, Immunsuppressiva,
- Diabetes mellitus,
- viele süße und hefehaltige Speisen,
- Alkohol,
- Kontakt zu Schimmelpilzen in der Umgebung,
- Verengung der Penisvorhaut,
- starkes Übergewicht,
- krankheitsbedingte Immunschwäche.

Ältere Männer sind besonders anfällig. Candida albicans lebt in feuchter Wärme auf und breitet sich rapide aus, wie die Schwammerl nach dem Regen. Dieses Milieu findet sie in engen Kleidungsstücken und an der Vorhaut. Die Vorhautverengung kann bereits bestehen, aber auch durch wiederkehrende oder chronische Hefepilzinfektionen erst entstehen.

Das Prostatasekret ist ein natürlicher Gegner, dieses milchigweiße Sekret ist alkalisch, es verhindert eine leichte Ausbreitung. Noch ist nicht bewiesen, ob der urogenitale Bereich deshalb besser verteidigt ist.

Candida-Besiedelung der Geschlechtsteile tritt weltweit auf. Pilzbesiedelung selbst ist keine Geschlechtskrankheit, da der Pilz aber ständig sein Comeback feiern kann, wird sie als sexuell übertragbare Krankheit eingeordnet.

Oft leiden Männer schon jahrelang unter Pilzinfektionen an den Füßen oder haben Hautausschläge. Dann fehlt nur noch ein Kontakt mit einer infizierten Frau, und sie sind am Penis befallen und tragen durch Partnerwechsel den Pilz weiter.

Die Erkrankung an Candida zeigt sich nicht immer eindeutig

und klar. Nur: Die Arbeit fällt plötzlich schwer, sie kann nicht mehr bewältigt werden. Verdauungsprobleme und vielleicht Kopfschmerzen treten gehäuft auf. Sie sind müde, überempfindlich, explosiv und depressiv dazu. Die sexuelle Lust läßt nach, und obendrein plagen Sie sich mit einer Prostataentzündung herum. Eine Prostataentzündung ist – wie bei der Frau die Scheidenentzündung – ein deutlicher Hinweis, daß sich eine Menge Pilze in Ihrem Verdauungstrakt verkrochen haben. Dauererfolg haben Sie nach einer medikamentösen Pilzbehandlung mit einer zucker- und hefefreien Diät. Nicht vergessen: Antibiotika helfen gegen Pilze nicht, vielmehr unterstützen sie indirekt deren weitere Ausbreitung.

Ein Harnröhrenbefall zeigt sich bei Schmerzen und Stechen während der Harnentleerung sowie durch Harndrang, Juckreiz, Eichelvorhautkatarrh. Eichelvorhautkatarrh deutet vielleicht auf einen versteckten Diabetes mellitus hin.

Die Harnwege sind meist Teil einer systemischen Infektion, wobei die Nieren und die Blase in erster Linie infiziert sind, ohne daß andere Organe in das Geschehen verwickelt sind. Candida-Infektion der Nieren wird meistens im Zusammenhang mit veränderter Resistenz durch Diabetes mellitus und nach chronischen Krankheiten, bei denen über einen langen Zeitraum Therapien mit Antibiotika, Glukokortikoiden oder Immunsuppressiva vorgenommen wurden, gesehen.

Gieren Sie manchmal so richtig nach einem Schnaps, nach Süßigkeiten oder Kuchen, nach einem Glas Bier oder einfach nach einer Scheibe frischem Brot? Sie verstehen sicher schon, wer wiederum hungrig auf seine Fütterung wartet. Vielleicht wurden Sie als Kind wegen häufiger Ohreninfekte oder als Jugendlicher wegen starker Akne mit Antibiotika behandelt, was den Boden für Candida bereitet hat.

Der Pilz siedelt sich nur dort an, wo er freundliche Lebensbedingungen vorfindet. Gefällt ihm die neue Umwelt nicht, bleibt er auch nicht da. Nur auf dieser Grundlage ist eine Übertragung von einem Partner auf den anderen möglich. Der Lebensstil von Partnern und Familienmitgliedern ähnelt sich. Man liegt im selben Bett, man tauscht mal kurz ein Kleidungsstück. Candida läßt sich auch durch nichtsexuelle intime Kontakte übertragen, aber nur, wenn die Wachstumschancen gegeben sind.

Eine Frau klagt über Beschwerden. Der Pilz wird vom Arzt isoliert, die Behandlung beginnt. Alle Familienmitglieder sollten behandelt werden; denn das Immunsystem der anderen kann wohl noch stark sein, die »Gesunden« mögen die Pilze noch nicht spüren, und doch sind diese schon fleißig am Werk. Die Frau, deren Infektion durch diszipliniertes Verhalten ausgeheilt ist, könnte sonst sehr schnell einen »Rückfall« erleiden; ihr nichtbehandelter Mann könnte sie anstecken. Candida-Organismen werden zum »gesunden« Partner rübergeschoben, warten dort, und bei der nächsten Berührung holt man sie wieder zurück. Dieses Hin und Her, der Pingpong-Effekt, verhindert natürlich einen kurzfristigen oder dauerhaften Behandlungserfolg. Der Kranke spürt keine Verbesserung. Sobald beide behandelt werden, geht auch der Pilz.

Schon unter »normalen« Umständen – wenn beide Partner gesund sind – gibt es Probleme in der Partnerschaft; um wieviel schwieriger es wird, wenn beide gereizt, dauernd müde und oft deprimiert sind oder sonst vielfältige Beschwerden haben, kann sich jeder selbst ausmalen. Lassen Sie diese Belastungen nicht zu, und denken Sie an diesen Schmarotzer.

Pilzbefall bei Kindern und Jugendlichen

Die Zunge Ihres kleinen Babys ist ganz weiß belegt. Fragen Sie den Arzt, vielleicht handelt es sich um Soor. Wenn sich dann nach einem Monat Po und Genital ganz rot, wie lackiert, färben und wie entzündet aussehen, hilft schnell eine Pilztherapie. Was da vorliegt, ist eine Entzündung, die sich Windeldermatitis nennt.

Ein Neugeborenes bekommt von der Mutter eine Art Grundausstattung an Antikörpern mitgeliefert. Im Blutstrom der Mutter befinden sich Antikörper, vor allem das Immunglobulin G (IgG). Diese schützen das Neugeborene in den ersten

zwei Monaten. Während dieser Zeit lernen die Abwehrzellen des Kindes, Antikörper zu bilden; das Kind erhält in dieser Übergangszeit zusätzlich Schutzstoffe aus der Muttermilch.
Die Darmflora im Dickdarm entsteht nach der Geburt. Der erste, unvollständige mütterliche Standardschutz wird nach der Stillzeit stabiler. Nach dem Abstillen plagen das Baby Blähungen und Koliken, ein Zeichen für die Aufbauarbeit des Körpers.
Erst etwa ein Jahr danach hat die Darmflora das Niveau erreicht, das sie fürs Leben behalten wird, die Blähungen werden weniger. Über die Muttermilch erhält der Säugling säuretolerante Bakterien aus Milchsäure, durch deren saure Reaktion die Entwicklung von Fäulnisbakterien gehemmt wird.
Wurde bei der Mutter vor oder während der Schwangerschaft ein Pilzbefall übersehen, gelangten während des Geburtsvorganges die Keime in Nase und Mund des Babys: Das Kind steckte sich an. Ein Neugeborenes kann sich auch am infizierten Mund der Eltern, durch Candida-Pilze verunreinigte Nahrung, wie der Muttermilch, oder einfach während des Krankenhausaufenthalts infizieren: befallen ist der Mund-Darm-Kanal.
Es werden moderne Wegwerfwindeln angelegt, die einen angemessenen Rahmen für Pilzkulturen bilden und die infizierte Feuchtigkeit warm gegen die Haut drücken. In diesen Windelpaketen ist es feucht, warm, kein Luftzug stört! Was kann sich ein Pilz Besseres wünschen. Die körpereigenen Abwehrmechanismen des Kindes sind unvollständig ausgebildet. Der Pilz setzt sich in wenigen Stunden auf Haut und Gewebe fest. Die Minimalausstattung des Immunsystems erkennt die Fremdkörper, Antikörper bilden sich und ziehen in den Kampf. In der obersten, sehr nerven- und gefäßreichen Hautschicht entstehen kleine Entzündungsherde. Die kleinen Blut- und Lymphgefäße können die Entsorgung nicht mehr bewältigen, Talgdrüsen produzieren große Mengen zähflüssigen Hautfettes und lagern es ein. Im Zuge des Reinigungsprozesses der Haut wird es nach außen geschoben: Es

entsteht eine Form des seborrhoeischen Ekzems, das behandlungsbedürftig ist. Um Rückfälle zu vermeiden, müssen Kind und Familie unbedingt gleichzeitig therapiert werden.
War eine Mutter allgemein in ihrer Abwehr angegriffen und konnte dem Kind keine ausreichende Menge von Antikörpern mitgeben, wird dieses Kind weniger widerstandsfähig sein. Eine Erkältung jagt die andere, bald wirken die einfachen Hausmittel nicht mehr, der Arzt verordnet ein Antibiotikum; denn einmal muß man doch dieser ewigen Anfälligkeit Herr werden. Da Antibiotika nicht zwischen Gut und Böse unterscheiden können, wird der natürliche Schutz beseitigt und der Platz für die suchenden Pilze frei. Daumenlutschen und tief bis in den Hautwall hinein abgebissene Nägel legen den Weg durch die Haut frei, und keiner denkt daran, daß Pilze sich jetzt niederlassen. Man merkt nur, daß das Kind mal wieder eine laufende Nase hat, unter wiederkehrenden Ohrenschmerzen leidet, daß es im Ohr kratzt und bohrt. Bauchweh, Verstopfung, Durchfälle lösen sich ab.
Das Schulkind trifft sich mit Freunden bei »McIrgendwem«; hier schmeckt's viel besser als zu Hause. Eis, Cola, Hamburger, Pizza, Kuchen, Fast food in jeder Form und in großen Mengen, mit viel Zucker- oder Hefegehalt, sind schnell verputzt. Der Hunger heranwachsender Jugendlicher ist riesengroß. Alles schmeckt einfach besser, das »turnt« so richtig an. Leider auch Candida. Ein Festschmaus nach dem anderen wird dem Pilz geboten.
Dies soll nicht heißen, daß jeder, der diese Lebensmittel mit viel Appetit verschlingt, sich Pilze holt. Aber wer anfällig ist und sich so ernährt, erleichtert Pilzen eine Ansiedelung. Pilzbefall aufgrund einer Immunschwäche zeigt sich in chronischen Nasen- und Stirnhöhlenproblemen, Lern- und Verhaltensstörungen, Hyperaktivität, dem nervtötenden Zappelphilipp-Syndrom, in Reizbarkeit und häufig wiederkehrenden Ohrinfektionen.
Das alkalisch wirkende Vaginalsekret im glykogenarmen Scheidengewebe schützt Mädchen vor der Pubertät vor Scheidenpilz. Nach der ersten Blutung sieht das Bild schon

ganz anders aus. In der Praxis werden häufig Scheidenpilze festgestellt. Ist die Periode sehr unregelmäßig und von überstarken Blutungen, Krämpfen, Bauchschmerzen oder Kopfweh und Müdigkeit begleitet, wird diesen Beschwerden zu gern mit der Pille zu Leibe gerückt.
Akne tritt auf. Die Talgdrüsen im Gesicht, von Brust und Rücken werden aktiver. Seife, Wasser und Ernährungsumstellung helfen oft nicht. Akne bei Mädchen wird allzugern mit einem Antibiotikum behandelt; verständlich, denn wer möchte nicht hübsch sein, besonders in diesem Alter.
Da Zucker der Hauptternährer der Candida ist, sollte der Zuckerkonsum drastisch eingeschränkt werden; zuckerlos zu leben wird einem jungen Menschen besonders schwerfallen, nicht nur wegen der verführerischen Angebote. Hefehaltige Produkte rangieren gleich neben den zuckerhaltigen. Kinder, deren Eltern Hefepilze hatten, sind gefährdeter.

11. Pilzbefall bei Tieren

Hefepilze sind darauf angewiesen, von einem anderen Lebewesen durchgefüttert zu werden. Aus diesem Grunde leben sie nicht einfach frei in der Natur.
Tiere, wie Hunde, Katzen, Meerschweinchen, Goldhamster, Kaninchen, sind in unserer häuslichen Umgebung die häufigsten Infektionsquellen für Candida albicans. Vögel werden von einer anderen Hefepilzart, den Kryptokokken, infiziert. Selbst von Milben läßt sich Candida albicans weitertragen. Wie bei der Übertragung von Mensch zu Mensch wirkt auch zwischen Tier und Mensch ein Pingpong-Effekt.
Fische, Schweine, Kühe, Pferde und Hühner sind auch betroffen. Pilzbefall bei Geflügel ist schon seit Jahren bekannt. Schweine sind durch Pilze anfälliger gegen andere Parasiten, eine Tatsache, die gern übersehen wird; manchmal treten sogar Verhaltensstörungen auf. Sobald eine weitere Krankheit auftritt, wird diese behandelt, aber nach Candida wird nicht geforscht.
Wie bei Menschen gilt bei Tieren Antibiotikagebrauch als ein Risikofaktor. Dennoch werden Antibiotika und Wachstumshormone in der Kälber- und Schweinemast gespritzt und verfüttert, damit die Tiere mehr und schneller Fleisch ansetzen. Diese Substanzen lagern sich ins Fettgewebe ein, und wir essen sie im Sonntagsbraten. Tierleber ist besonders stark belastet.
Viele Hormone haben eine chemische Struktur, die leicht künstlich nachzuahmen ist. Menschliche, tierische und pflanzliche Stoffe ähneln sich oft sehr. Die pharmazeutische

Industrie gewinnt ihre Grundstoffe für die Heilmittel aus solchen Hormonen. Kälbermasthormone können uns wegen dieser Ähnlichkeit gefährlich werden. Mann und Frau haben die gleichen Hormone. Wegen des Fruchtbarkeitszyklus produzieren die Drüsen der Frau viel mehr Östrogene und Gestagene als die des Mannes. Essen wir nun ein gespritztes Schnitzel, erhöhen wir die Hormonmenge in unserem Körper. Diese zugeführten Hormone bewirken bereits in kleinsten Dosierungen Veränderungen in unserem körperlichen und geistigen Empfinden.

Unsere Nahrungsmittel Milch, Eier und Fleisch enthalten Hormone und Antibiotika, die sich in unserem Körper addieren und Allergien auslösen. Pilze, die bekannterweise antibiotikaresistent sind, verspeisen wir mit.

Auch bei den Tieren kann die Pilzinfektion ohne Symptome vor sich gehen. Sie wird dann vielleicht erst beim Menschen entdeckt; so sollte man sich das »Schmusen« mit der Lieblingskatze überlegen und Schoßhunde nicht mit ins Bett nehmen. Pilzerkrankungen sind ernst zu nehmen, behandlungsbedürftig und zum Schutz von Mensch und Tier zu bekämpfen.

Darum ist die Behandlung von Candida albicans bei Tieren so wichtig. Sie stellt eine Vorsorge und zugleich einen Schutz für die Menschen dar.

12. Im Zwangskorsett der Allergien

Vor über 3 000 Jahren kannten Ägypter allergische Beschwerden. Hippokrates wußte schon, daß dem einen Nahrungsmittel schaden, dem anderen nicht. Von Marcel Proust weiß man, daß er sich zwölf Jahre lang mit einer Hausstauballergie abquälte. 1888 beschrieb der englische Arzt Samuel Glee ein Krankheitsbild, dessen Auslöser 60 Jahre später entdeckt wurde, das Gluten, das in vielen Getreidesorten enthalten ist.
Allergien sind Krankheiten, die sich im Abwehrsystem des Körpers abspielen. Mediziner unterscheiden verschiedene Immunreaktionen. Damit erklären sie auch, warum zum Beispiel eine Nahrungsmittelallergie bei dem einen die Darmschleimhaut verändert und bei dem anderen einen Hautausschlag hervorruft.
Alle uns umgebenden Stoffe können für das Abwehrsystem Antigene sein. Doch nur besonders empfindliche, sensibilisierte Menschen reagieren allergisch auf Stoffe, die andere reaktionslos lassen.
Wie, wann und wo tritt eine Allergie auf? Wie kann eine allergische Reaktion aussehen?

- Nach dem Kontakt mit dem Allergieauslöser tritt sofort eine stürmische Reaktion ein. Eindeutige Symptome sind geschwollene Lippen und Augenlider, Niesen, Hautausschläge, Atembeschwerden.
- Allergische Symptome zeigen sich erst nach Stunden oder Tagen, so daß der Zusammenhang zwischen Allergieauslöser und Krankheitsbild nicht mehr eindeutig zu erkennen ist. Anfangs können Sie sich durchaus noch wohl fühlen.

Unklare Hinweise sind später Migräne, Schlafstörungen, Bauchprobleme aller Art, nervöse Beschwerden, Konzentrations- und Gedächtnisstörungen.

– Chronisch fortschreitend erleben Sie Symptome, die sich manchmal verselbständigen. Eine unmittelbare Wechselbeziehung ist nicht mehr wahrzunehmen. Das sind die maskierten Allergien des Spättyps, bei denen die Überdosis eine fortdauernde Belastung ausmacht, bis der kritische Toleranzwert des Körpers überschritten wird.

Allergien entstehen nach einer Sensibilisierung und nach meist mehrmaligem Kontakt des Immunsystems mit dem Allergen:

1. Die Grundnahrungsmittel Milch und Getreide sind Hauptallergieerzeuger. Äpfel, Bananen, Eier, Eiscreme, Hefe, Kaffee und Kakao, Kartoffeln, Weizen, Zitrusfrüchte und Zucker sind alltägliche »Krankmacher«.
   Überreaktionen auf nicht alltägliche Speisen wie Krebse, Hummer, Kaviar sind leicht herauszufinden. Anders verhält es sich mit Reaktionen auf Nahrungsmittel, die wir regelmäßig, fast täglich, essen. Ich denke dabei an Sauerkonserven (außer Sauerkraut), Pilzkonserven, Marmeladen, Trockenobst, Kaugummi, künstliche Heiß- und Kaltgetränke, Kräuterliköre und so weiter.
2. Wir reagieren mit Suchterscheinungen, die als Hunger empfunden werden, und wir essen unsere Allergene daher besonders häufig. Das trifft oft auf den so leicht erreichbaren Zucker und die Schokolade zu, aber auch auf Alkohol, der für den Körper reiner Zucker ist.
3. Kontaktallergene sind neben den Nahrungsmittelallergien ein weitverbreitetes Übel, der beliebte vernickelte Modeschmuck, die Knöpfe an den Jeans können Ihnen den Spaß an der Mode nehmen.

König Richard III. von England hat seine Erdbeerallergie politisch genutzt und als Waffe eingesetzt. Im Jahre 1480, bevor er gekrönt wurde, ließ er sich von einem unbequemen Lord im Beisein des Kronrats eine Schale Erdbeeren reichen und verzehrte sie vor den Augen der Anwesenden. Kurz darauf

quoll die Haut seiner Arme krebsrot auf. Der König beschuldigte den unglücklichen Lord des »Giftmordanschlages« und ließ ihn hinrichten.
Körper und Seele sind nicht voneinander zu trennen. Daß das so ist, beweisen uns auch die Allergien: Fast jeder dritte ist heute von ihnen betroffen. Manche Allergien kleben buchstäblich an einem, lassen sich nur mühevoll in Schach halten, treten zu den ungünstigsten Zeiten auf und verschwinden auf einmal. Mittlerweise ist erwiesen, daß viele von ihnen sozusagen vergehen, wenn der Mensch sich wohl fühlt. Andere bemerken wir nicht einmal oder nehmen sie aus Gewohnheit nicht mehr wahr. Das trifft vor allem auf Milchtrinker zu. Die Körperpolizei ist aber trotzdem aktiv, befindet sich im Streß, solange die Überreaktion anhält. Unklare Symptome wie »übliche« Kopfschmerzen können Ausdruck der Überempfindlichkeitsreaktion sein.
Heutzutage halten sich viele Menschen bewußt an eine »gesunde« Kost; und dennoch leiden sie unter unangenehmen Verdauungsstörungen oder anderen Beschwerden. Nicht jedes Nahrungsmittel ist gesund für jeden, was dem einen nützt, kann dem andern schaden: jeder Stoffwechsel ist einzigartig.
Nahrungsmittelüberempfindlichkeiten und -allergien treten oft um die Lebensmitte auf, vor allem bei Frauen. Gründe sind

– ein Rückgang der Verdauungsenzyme und
– eine Minderung der Salzsäure im Magen.

Enthält der Magen zuwenig Säure, steigen die Chancen für eine erworbene Lebensmittelallergie. Die Schleimhäute schwellen an, der Magen brennt schmerzhaft, eine Magenschleimhautentzündung ist die Folge. An den allergenen Auslöser wird nicht gedacht. Oder es reagiert der Dünndarm auf das Allergen, die Folgen sind Bauchweh und Durchfall. Oft sind diese Krankheitsbilder von psychosomatischen Reaktionen nicht zu unterscheiden.
Allergien können Reaktionen auf wiederholte Crashdiäten sein. Diese Ernährungsform enthält besonders häufig Aller-

gene. Viele reagieren plötzlich auf Nahrungsbestandteile allergisch, die ihnen zwanzig Jahre vorher keine Probleme bereitet haben. Dazu zählen Milch- und Weizenprodukte.
Milch steckt in vielen Nahrungsmitteln, wo wir sie nicht vermuten: in Margarine, Mayonnaise, Eis, Kakao, Keksen, Kuchen, Schokolade, Senf, Wurst oder (in Form von Milchpulver) Fertigsuppen.
Leckt sich Ihr Kind ständig die Lippen, kann das auf eine Überempfindlichkeit auf Milch, Schokolade oder Eier hindeuten.
Werden Milchprodukte und Weizen aus dem Ernährungsplan gestrichen, verschwinden Verstopfung, Durchfall, Blähungen und andere Bauchbeschwerden. In manchen Fällen löst eine Milchallergie Migräne aus.
Milchprodukte weisen einen großen Kalziumanteil auf. Wieder sind es vor allem Frauen, die sich an Milchprodukte halten, um der gefürchteten Osteoporose frühzeitig etwas entgegensetzen zu können. Außerdem essen vor allem Frauen Joghurt, Quark und Käse, weil sie so »schlank« machen.
Intoleranz gegen Milch wird oft festgestellt. Entweder reagieren Sie allergisch auf Milchfett, oder es liegt ein Mangel am Verdauungsenzym Laktase vor, ohne das der Milchzucker von der Darmschleimhaut nicht aufgenommen werden kann. Kalziumspeicher sind unter den Gemüsen dunkelgrünes Blattgemüse und Brokkoli, unter tierischer Nahrung Lachs, Sardinen, Shrimps. Weitere kalziumreiche Nicht-Milchprodukte sind Sesamsamen und Algen. Es empfiehlt sich vor Beginn und nach Abschluß der Behandlung von Candida albicans, für zwei bis drei Wochen Milchprodukte zu meiden, damit die Pilztoxine den Körper verlassen können.
Das starke Verlangen nach einer bestimmten Speise ist oft ein Allergiehinweis, egal ob auf Eier, Speck oder Süßigkeiten.
Der amerikanische Allergologe Herbert Rinkel[62] erlebte im Selbstversuch, wie der Körper sich auf die tägliche Zufuhr des Allergens einstellt, den akuten allergischen Ausbruch unterdrückt und wie es zur verzögerten Reaktion kommt. Während

seines Studiums ernährte er sich schwerpunktmäßig von den für ihn kostenlosen Eiern der elterlichen Farm. Sein Gesundheitszustand wurde immer schlechter, anhaltender Schnupfen, Halsweh, Ohrenprobleme und Kopfschmerzen plagten ihn. In der Literatur fand er einen Hinweis auf die Wechselbeziehung zwischen Lebensmitteln und bestimmten Krankheiten. Er entschloß sich zum Selbstversuch, aß sechs Eier auf einmal und wartete. Als keine allergische Reaktion auftrat, blieb er bei seinem altgewohnten Speiseplan. Sein Gesundheitszustand verschlechterte sich weiter. Er ließ die Eier weg. Bald fühlte er sich pudelwohl – bis er eines Tages ein Stück Kuchen aß. Er erlitt einen allergischen Schock und brach zusammen; in dem Kuchen waren Eier.

Die Rotationsdiät

Eine ähnliche Methode wird bei der Rotationsdiät angewendet. Alle vier bis sieben Tage darf ein bestimmtes Lebensmittel gegessen werden, dazwischen nicht. Auf der einen Seite erfahren Sie so, ob Sie auf eine bestimmte Speise allergisch reagieren, auf der anderen verhindern Sie, etwas zu essen, worauf Sie vielleicht schon allergisch sind, ohne es zu wissen; der Gewöhnungseffekt wird ausgeschaltet.

Tabelle 7: Prinzip der Rotationsdiät

	Obst	*Gemüse*	*Fleisch/ Fisch*	*Vollkorn*
Montag	Grapefruit	rote Bete	Pute	Vollkornreis
Dienstag	Ananas	Sauerkraut (roh)	Thunfisch	Hafer
Mittwoch	Apfel	Karotten	Kalb	Buchweizen
Donnerstag	Banane	Zwiebeln	Rind (mager)	Nacktgerste

	Obst	*Gemüse*	*Fleisch/ Fisch*	*Vollkorn*
Freitag	Orange	Gurken	Forelle	Roggen
Samstag	Aprikose	Kartoffeln	Huhn	Dinkel
Sonntag	Beeren	Erbsen	Lamm	Hirse

Pilzgeplagten wird diese Form der Diät gern empfohlen, weil sie häufig unter Lebensmittelallergien leiden.

Fast jeder sechste oder siebte Bundesbürger leidet unter einer Allergie, und jeder vierte neigt zu allergischen Erkrankungen. In den letzten Jahrzehnten haben, besonders in den Industrieländern, Allergien erheblich zugenommen. Am stärksten betroffen sind die Stadtbewohner. Die Seele ist angeschlagen, und Immunsystem und Atemwege – geschwächt durch Schwefeldioxide, Stickoxide, Quecksilber im Amalgam, Tabakrauch und Ozon – wehren sich ungenügend gegen allergische Substanzen. Allergie ist eine Überreaktion auf einen als feindlich erkannten Stoff. Dabei kommt die Gefahr nicht vom »Allergen« (Reizstoff), nicht von außen, sondern von innen: Der eigene Körper reagiert unangemessen.

Mit jedem Bissen, jedem Atemzug nehmen wir körperfremde Substanzen auf. Immunglobuline (vor allem IgE) patrouillieren das Blut, spähen nach ihnen aus und sortieren: harmlos, harmlos, gefährlich, vernichten. Gedächtniszellen merken sich, wie die Struktur des Feindes aussah. Freßzellen (Phago zyten) schlucken die Stoffe, schließen sie in der Zelle wie in einer Höhle ein. Verdauungsenzyme der Freßzellen zerlegen den Eindringling in seine Bestandteile. Nach erfolgreicher Demontage werden sie ausgeschieden – ein ganz normaler Vorgang, der ständig abläuft.

Anders dagegen reagiert das Immunsystem des Allergikers. Zuviel Immunglobulin E, zuviel des Botenstoffs Interleukin und zuwenig des Botenstoff-Gegenspielers Gamma-Interferon. Fühlt sich ein solches Immunsystem attackiert, reagiert

es chaotisch, mit einer Generalmobilmachung. Es schießt praktisch über das Ziel hinaus und bildet unnötige Mengen von Antikörpern, und diese IgEs hängen sich an die Mastzellen an. Kommt jetzt der Antikörper mit einem Reizstoff (Antigen) in Berührung, erkennen die Mastzellen den Eindringling wieder. Sie »niesen« und schütten damit Signalstoffe aus. Einer von diesen etwa 50 Stoffen ist das entzündungsfördernde Histamin. Die Augen schwellen an, tränen, man niest, oder aber der Bauch spielt verrückt, und die Gelenke schmerzen. Die Symptome sind variantenreich. Auch wenn das Gewebe nur von einem Stoff gereizt ist, reagiert es leicht überempfindlich auf weitere Substanzen.
Wer sich mit Heuschnupfen plagt, registriert oft Kreuzallergien. Eine Kreuzallergie – auch Paragruppenallergie genannt – ist richtiger gesagt eine Gruppenallergie, das heißt, der gebildete Antikörper reagiert mit einem allergenverwandten Antikörper, zum Beispiel Haselnüssen und Birkenpollen, die sich botanisch gleichen. Wer gegen einen bestimmten Stoff allergisch ist, sollte all das meiden, was strukturelle Ähnlichkeiten mit dem allergieauslösenden Stoff aufweist.

Endlich haben Sie eine andere Wohnung gefunden. Die Wände sind tapeziert, der Teppichboden verlegt. Ihre nagelneuen Möbel haben nur den Nachteil, daß sie stark nach Leim riechen. Alles ist sonst wunderbar. Auch die Topfpflanzen haben sich gut eingewöhnt. Nach einiger Zeit entdecken Sie einen feuchten Fleck an der Wand. In Ihrer Tapete hat sich in der feuchten Wärme ein Schimmelpilz eingenistet. Im Lauf der Zeit bekommen Sie eine Allergie. Der Arzt stellt eine Schimmelpilzallergie fest: Sie lassen die Tapete rausreißen, die Wand wird saniert, der Pilz entfernt. Trotzdem plagt die Allergie Sie weiter. Mitverursacher Ihrer Überempfindlichkeit sind ohne Ihr Wissen die Blumentopferde, der Teppichkleber und der Möbelleim geworden. Was ist passiert? Der Schimmelpilz, Ihr »Allergen«, ist mittlerweile in letzteren zu Hause.
Auch Essensgewohnheiten tragen zu Überempfindlichkeiten

bei. Exotische Nahrungsmittel, an denen noch Farb- und Konservierungsstoffe haften, wie Soja und Erdnüsse, werden zu Allergenen. Saccharomyces cerevisiae, die Bäckerhefe oder auch die Brauerhefe, beide harmlos, können im Verein mit Candida albicans allergische Reaktionen hervorrufen, da sich bestimmte Proteine gleichen.
Mehr als 80 Prozent der Allergien hängen mit Schimmelpilzen zusammen. Fast dreiviertel aller Schulkinder reagieren allergisch auf Candida albicans.

Schimmelpilze und Allergene

Schimmelpilze sind das dritthäufigste Allergen. Einen gewichtigen Anteil tragen dabei die Schimmelpilzenzyme. Sie werden in großen Mengen zum Beispiel zum Klären von Fruchtsäften, zum Beschleunigen des Backvorganges und als Aromastoffe zugesetzt. Jährlich werden in der Bundesrepublik 600 Tonnen dieser Pilzenzyme vor allem von der Lebensmittelindustrie verwendet.[63]
Diese finden sich nicht nur in vielen Magen-Darm-Mitteln und Hormonpräparaten, sondern auch in Seifen, Putz- und Waschmitteln, Kosmetika, Textilien (vorgewaschenen Jeans), Pelzen und Leder. Pilze sind in Käse, Fertigprodukten, in schlecht gepflegten Klimaanlagen, in Kellern, hinter Tapeten, sie sind einfach überall. Die Hausstaubmilbe frißt unsere Hautschuppen. Um das daran hängende Hautfett zu verdauen, ist sie auf Schimmelpilze angewiesen, die die Schuppen durch ihre Enzyme erst verdaubar machen. Schimmelpilze können die gleichen Symptome auslösen wie Blütenpollen; sie werden deshalb in der Heuschnupfenzeit leicht verwechselt.
Jedes Essen kann schimmeln, wenn es nicht sofort nach dem Kochen beziehungsweise Herrichten verzehrt wird. Pilze, vor allem Schimmel, haben die Angewohnheit, Nährböden wie zum Beispiel das Brot an der Oberfläche zu befallen, einzusickern und sich dort zu verbreiten. Oberflächlich sieht man nur einen kleinen Teil des Befalls.

Essen Sie hefehaltige Speisen, multiplizieren sich Candida-Organismen nicht. Reagieren Sie aber mit Symptomen, dann bedeutet es, daß Sie auf die Hefe allergisch sind.

Kein Mensch ist wie der andere. Jeder reagiert individuell. Deshalb ist eine Candida-Diät auch individuell – über Versuch und Irrtum – anzupassen. Die Diät beginnt sehr streng, das Nahrungsmittelangebot ist sehr eingeschränkt. Sobald Candida albicans zurückgedrängt wird, können die Zügel nach und nach gelockert werden. Es empfiehlt sich die schon erwähnte Rotationsdiät, bei der Sie alltägliche Nahrungsmittel auf Ihre Verträglichkeit überprüfen können. Genauso finden Sie heraus, ob Sie bestimmte Nahrungsmittel wenigstens gelegentlich, in kleinen Mengen oder in anderer Kombination genießen können. Wie gehen Sie vor?

Abwechslung ist Ihr Stichwort. Sie rotieren alle, nicht nur die Ihnen bereits bekannten Nahrungsmittel. Auf diese Art und Weise streichen Sie nicht grundsätzlich alles, was vielleicht eine negative Reaktion auslösen könnte, und das ist weniger bedrückend. Würden Sie alles streichen, dann ersetzten Sie diese Speisen durch andere, die Sie wieder einseitig und damit im Übermaß zu sich nähmen. Der Erfolg wäre die nächste Allergie. Die Rotation bringt eine vielseitige Ernährungsweise mit sich, und Sie können vielleicht Ihre Lieblingsspeisen – wenn nicht so oft – doch immer wieder genießen.

Haben Sie den Pilzen den Kampf angesagt oder sie bereits überwunden, setzen Sie alles daran, Ihre Gesundheit und Abwehrkraft zurückzugewinnen. Denken Sie dabei an Schimmelsporen, die sich in Nüssen, Kräutern, Essensresten und im Kühlschrank verstecken. Lagern Sie möglichst wenig, essen Sie die Speisen frisch zubereitet. Eine wahre Brutstätte für Schimmelpilze sind Biomülleimer. Stellen Sie in Ihrer Wohnung keinen auf! Bio (Leben) ist nicht immer gesund, aber lebendig!

Nahrungszusätze – wie Glutamat –, die dem Essen Form, Aroma, Farbe und Qualität verleihen und Konservierungsmittel enthalten, sollten Sie meiden. Setzen Sie sich möglichst wenig Pestiziden oder anderen Chemikalien aus. Denken Sie

daran: Viele Allergien werden durch sie hervorgerufen. Der so schön aussehende Apfel, der herrlich saftige Pfirsich verursachen so manchem Probleme: geschwollene Lippen, Kratzen im Hals, und der Genuß ist vorbei. Die Früchte waren's nicht; die waren nur gespritzt!
Es fällt schwer, auf Süßigkeiten, Zucker oder Alkohol zu verzichten. Und gerade diese sind es, die Candida den Weg bahnen und sie unterhalten. Alkoholische Getränke sind mit Hefen verunreinigt! Als einfache Kohlehydrate füttern sie die Pilze. Die Pilz-Diät muß frei von Hefe, einfachen Kohlehydraten (Zucker) und Alkohol sein. Pilzmedikamente ohne Diät sind umsonst eingenommen. Der Pilz gewöhnt sich an das Pilzmittel.

Eiweißkörper als Pilzallergene

Pilzsporen, vor allem von Schimmelpilzen und Candida albicans, können den Menschen überempfindlich machen. Die eigentlichen Pilzallergene sind die Eiweißkörper. Ist die Darmschleimhaut beispielsweise durch Toxine verletzt, ist die Aufnahme großer Mengen von Eiweißallergenen erleichtert. Der Kontakt mit einem verwandten Allergen genügt, um die Allergie auszulösen. Diese Verwandtschaft liegt zu den Bier- und Backhefen vor.
Wer Candida albicans in sich trägt, darf mit Reaktionen rechnen. Während der Toxinausstreuung durch Pilze wird das allergieauslösende Histamin freigesetzt. Teil einer Candida-Behandlung ist darum das Kurieren vorhandener Allergien. Und sobald die Pilze behandelt sind, bessern sich oft die Allergien.
Pilzgeplagte sind oft allergisch auf Speisepilze, auf Schimmelkäse, auf Salami, auf hefehaltiges Brot. Es ist heute möglich, einige Schimmelpilz- und Candida-Allergene auszutesten. Eine Speisepilzallergie wird wie eine »normale« Allergie behandelt. Sind Sie gegen Candida albicans allergisch, muß auch diese Allergie behandelt werden. Nicht behandelt, ver-

schlimmert sie sich und weitet sich zur multiplen Allergie (Überreaktion auf mehrere Stoffe) aus. Angenommen wird, daß Colitis mucosa (Reizdarm) als allergische Reaktion auf Candida albicans und Morbus Crohn (chronische Entzündung des Darms) als Reaktion auf Schimmelpilz auftritt.

Eine Behandlung bringt es mit sich, die Allergene zu meiden. Das führt oft dazu, daß der Betroffene ein mehr und mehr zurückgezogenes Leben führt. Es bildet sich ein eigener Lebensstil heraus, eine Subkultur, die für den einzelnen aus verschiedenen Gründen wichtig sein mag, wie den Streß zu legitimieren, das Stigma zu umgehen, sich zu erlauben, einer nicht tolerierbaren Situation zu entfliehen, oder dem Gefühl, verstanden zu werden.

Die Behandlung von Candida albicans, von Allergien und die Regulierung der Vitamine, Mineralstoffe und Spurenelemente greifen tief ineinander. Alle Vitamine sind wichtig für den Stoffwechsel, aber unser Körper kann sie nicht allein herstellen. Sie sind Ausgangsstoffe für die Hormonproduktion, für die Botenstoffe des Gehirns und aller Neurotransmitter. Ein Zuviel oder Zuwenig dieser Mineralstoffe und Spurenelemente – und der Organismus Mensch funktioniert nicht exakt. Hat sich die Darmflora zugunsten der Pilze verändert, kommt es zu Störungen im Vitaminhaushalt. Denn wenn der Mensch ißt, essen auch die Pilze. Hand in Hand mit den Allergien treten Vitamin- und Mineralstoffmängel auf, die Folge sind körperliche Mangelerscheinungen und geistige Störungen.

Vitamine und Mineralien braucht der Körper auch für einen Wiederaufbau, damit das Terrain gesunden kann. Vielleicht essen Sie genügend, doch Ihre angeschlagene Darmschleimhaut kann die Substanzen nicht vollständig aufnehmen.

Chronische Hefeinfektionen lösen Vitamin-B6-Mangel aus, was zu Magnesiummangel führt. Ohne Vitamin B6 keine Magnesiumverwertung! Achten Sie bei einer Pilzbehandlung darauf, daß Ihr Magnesiumspiegel stimmt.

Vitamine

Haben Sie lange Zeit geraucht, nicht sehr ernährungsbewußt gelebt oder, wenn Sie eine Frau sind, die Pille eingenommen? Ihrem Körper fehlen B-Vitamine. Haben Sie Probleme mit Candida albicans oder mit dem Darm, dann sind vor allem Vitamin A, B3, B6, Magnesium und Zink knapp.

Bei einer Allergie gegen Hefepilze schaden Ihnen Vitaminpräparate, die auf Hefebasis erstellt sind. Selen und die B-Vitamine enthalten Hefe. Ihr Arzt wird die Mängel feststellen und sie beraten.

Vitamin A, Retinol: fettlöslich. In zu großen Mengen und über lange Zeit genommen, kann es giftig sein. Zuviel bewirkt Appetitlosigkeit, Kopfschmerzen im Stirnbereich, Leberprobleme.

Vorteilhafter ist das wasserlösliche Provitamin Betacarotin, das die Leber in Vitamin A umwandelt. Zuviel wird ausgeschieden. Genügend Vitamin A verbessert die Immunabwehr, die Zellwände bleiben elastisch. Es wird gegen Herpes im Genitalbereich eingesetzt. Es sorgt für gesunde Augen, Haare, Haut, Zähne, Geschlechtsorgane und schützt die Gewebezellen, wirkt gegen Altersflecken und Falten.

Natürliche Quellen: grüne und gelbe Obst- und Gemüsesorten, Leber, Eier, Milchprodukte.

Vitamin B1, Thiamin: wasserlöslich. »Moral-Vitamin« genannt, weil es Nerven und Denken beeinflußt. Hilft bei Gürtelrose und gegen Reisekrankheit. Mangel entsteht nach Alkohol-, Koffein- und Zuckergenuß. Wird durch Hitze zerstört.

Natürliche Quellen: Vollkorn, Reishülsen, die meisten Gemüsearten, Hefe – die Sie bei Candida-albicans-Befall nicht essen sollten.

Vitamin B3, Niacin: wasserlöslich. Lindert Störungen im Verdauungssystem, wirkt gegen Kopfschmerz und Migräne, Zuckersucht, hilft bei Aphten, Schlaflosigkeit, Vergeßlichkeit.

Natürliche Quellen: Vollkornprodukte, Geflügel, Fisch, weißes Fleisch, Eier.

Vitamin B5, Pantothensäure: wasserlöslich. Beeinflußt alle Körperfunktionen, reguliert Stoffwechsel und alle Nebennierenhormone, verantwortlich für Funktion und normale Entwicklung des Nervensystems (ZNS), für Umwandlung von Zucker und Fett in Energie. Mangel bewirkt niedrigen Blutzuckerspiegel, vorzeitiges Altern, Faltenbildung.

Natürliche Quellen: Fleisch, Getreidekörner, Kleie, Leber, Herz, Hühnerfleisch, grünes Gemüse.

Vitamin B6, Pyridoxin: wasserlöslich. Besonders wichtig für Menschen mit Candida-Befall. Das »Traumvitamin«. Nötig zur Produktion von roten Blutkörperchen, Enzymen und Antikörpern. Wichtig für Fett- und Eiweißstoffwechsel. Zusammen mit Magnesium werden essentielle Fettsäuren in gewinnbringende Prostaglandine (hormonähnliche, blutdrucksenkende Substanzen) umgewandelt. Wirkt mit im Kalium- und Natriumhaushalt. Hilft gegen trockenen Mund, verringert Muskelkrämpfe. Reguliert Wasseransammlungen (etwa beim prämenstruellen Syndrom). Hilft gegen Zuckergier, Ängste, Kopfschmerzen und Anspannung. In seiner aktiven Form als Pyridoxal-5-Phosphat ist es besonders wirkungsvoll gegen Brustschmerzen.

Zu hohe Dosierung verursacht Störungen der Sinnesnerven.

Natürliche Quellen: Hülsenfrüchte, Vollkornprodukte, Fisch, Innereien, Leber, Kohl, Rindfleisch.

Vitamin C, Ascorbinsäure: wasserlöslich. Stärkt die Abwehr gegen Infektionen, ist in hohen Dosen gut gegen Zuckergier, Kopfweh. Wirkt bei Allergien. Antistreß-Vitamin, das Gifte ausscheidet. Repariert die Zellen, unterstützt Heilungsvorgänge und die Arbeit vieler Organe. Nötig zur Aufnahme von Eisen. Schwächt den Effekt allergieauslösender Substanzen ab.

Natürliche Quellen: Kartoffeln, grünes Blattgemüse, Paprikaschoten, Zitrusfrüchte und Beeren.

Vitamin D, Calciferol: fettlöstlich. Das »Sonnenvitamin« wird vom Körper hergestellt, wenn die Haut den ultravioletten Sonnenstrahlen ausgesetzt ist. Sonnenschutz stört den Körper, Vitamin D zu produzieren. Wird es eingenommen, resorbiert es der Darm zusammen mit Fetten. Es hilft bei der Aufnahme des Vitamins A. Zuviel ist toxisch, weil es in der Leber eingelagert wird. Bei Mangel kommt es zu Knochenerkrankungen bis Osteoporose.

Zuviel führt zu erhöhtem Kalziumspiegel und darüber zu Übelkeit, Magengeschwüren, Nierenschaden, Verstopfung, leichter Ermüdbarkeit und Depressionen.

Natürliche Quellen: Fische wie Lachs, Hering, Thunfisch oder Sardinen; Milchprodukte.

Vitamin E, Tocopherol: fettlöslich. Wird bei Brustschmerzen vor der Periode eingesetzt (und zugleich Koffein gestrichen). Verhindert das Ranzigwerden von Fetten in den Zellen und fördert den Zellaufbau. Verbessert das Wirken des Vitamins A. Wirkt gegen Zuckergier, erhöhten Appetit, Herzklopfen, Müdigkeit, Vergeßlichkeit, Tränen, Schlaflosigkeit.

Bei Mangel kommt es zur Zerstörung der roten Blutkörperchen und Muskelschwund. Zuviel führt zu Schilddrüsenschwierigkeiten.

Natürliche Quellen: Blattgemüse, Spinat, Vollkornprodukte, Pflanzenöl, Eier.

Vitamin H, Biotin: wasserlöslich. Ist zur Synthese von Vitamin C nötig. Wichtig bei der Eiweiß- und Fettverwertung und für die Darmflora, wirkt pilzabtötend. Nimmt Einfluß auf die Haare und ihr Wachstum. Lindert Muskelschmerzen und Hautausschlag.

Mangel bewirkt schwere Erschöpfungszustände, Fettstoffwechselprobleme.

Natürliche Quellen: Reis, Früchte, Nüsse, Nieren, Bierhefe – die bei Candida-Befall weggelassen werden sollte.

Mineralien

Mineralien und Spurenelemente kann der Körper nicht selbst herstellen, deshalb müssen wir sie über das Essen zu uns nehmen.

Chrom: Ohne Chrom kein Insulin, das für den gesunden Blutzuckerspiegel verantwortlich ist. Beugt Diabetes mellitus vor. Essentiell für manche Hormone und Enzyme. Kohlehydrate können nur richtig mit Chrom verstoffwechselt werden.

Mangel zeigt sich bei der Zuckerkrankheit. Unterzucker tritt häufig gemeinsam mit Allergien auf.

Natürliche Quellen: Schalentiere, Huhn, Fleisch, Maisöl, Hefe – die Sie bei Candida-albicans-Befall nicht essen sollten.

Eisen: Nötig für den Stoffwechsel der B-Vitamine und zur Produktion der roten Blutkörperchen. Kaffee und Tee bremsen eine Eisenaufnahme.

Mangel macht müde und matt, kann zu Blutarmut führen. Eisenmangel steigert die Anfälligkeit für Candida albicans, weil fehlende rote Blutzellen zuwenig Sauerstoff befördern. Eisenmangel findet man bei etwa 70 Prozent der Betroffenen

Natürliche Quellen: Innereien vom Rind, rotes Fleisch, Muscheln, Bohnen, Spargel, Linsen, Nüsse, Eigelb.

Kalzium: Gehen diese Mineralien den Knochen verloren, besteht die Gefahr der Osteoporose. Nur bei ausreichendem Vorrat können weiße Blutzellen bestimmte Substanzen herstellen, die Candida albicans abtöten. Spielt eine wichtige Rolle bei der Übersendung von Nervenimpulsen, ist nützlich für Herz, Muskeln, Zähne, Blutgerinnung, und vor allem gibt es den Knochen Halt. Ist ein Bindeglied zwischen Kalium, Natrium und Magnesium. Braucht der Körper Kalzium, wird es aus den Knochen in den Blutstrom gezogen (hängt mit dem Östrogenspiegel zusammen). Viele Diäten führen zu extremem Kalziumverlust. Ausgleichender Gegenspieler ist Phosphor.

Mangel zieht Knochenprobleme bis hin zur Osteoporose, zu Muskelkrämpfen, Herzrhythmusstörungen, erhöhtem Blutdruck, vermehrtem Harndrang, Schlaflosigkeit und Leibschmerzen nach sich. Ein Zuviel kann zu Nierensteinen führen.

Natürliche Quellen: Käse, Milchprodukte, Wal- und Erdnüsse, grünes Gemüse, Sonnenblumenkerne, Lachs, Sardinen.

Kupfer: Wichtig zur Sauerstoffaufnahme. Mit seiner Hilfe wandelt der Körper Eisen in Hämoglobin um und verwertet Vitamin C. Erhält dem Körper Energie. Wesentlich für Knochen, Nerven, Bindegewebe. Zuviel schwächt das Immunsystem.

Mangel: Herzschäden, Blutarmut, Ödeme.

Natürliche Quellen: Vollkorn, Meeresfrüchte, Innereien, Erbsen, Bohnen.

Magnesium: Es ist ein natürliches Beruhigungsmittel. Wichtig für den Kalziumstoffwechsel, gesunde Nerven- und Muskelfunktionen, normale Herztätigkeit und Herstellung verschiedener Eiweißsubstanzen. Zusammen mit Vitamin B6 wandelt es essentielle Fettsäuren in Prostaglandine um. Ein Zuviel an Kalzium und Magnesium bringt ein Ungleichgewicht in den Körper.

Zuviel Magnesium fördert Antriebslosigkeit, Verwirrtheit, der Blutdruck fällt ab.

Magnesiummangel entsteht infolge falschen Fettkonsums, phosphorhaltigen Essens, von Diäten und der Einnahme von Entwässerungsmitteln. Alkohol verhindert eine Magnesiumaufnahme im Darm. Es entstehen Arterienverkalkung, Nierenschäden, Herzrhythmusstörungen, Stimmungstiefs, Nervosität.

Natürliche Quellen: Zitrusfrüchte, dunkelgrüne Gemüse, Äpfel, Meeresfrüchte, Getreideprodukte.

Selen: Wirkt gut zusammen mit Vitamin E. Immunstärkende Wirkung und hält die Zellen elastisch. Mildert Beschwerden der Wechseljahre.

Mangel: Vitalität geht vorzeitig verloren.

Selen-Präparate enthalten oft Hefen! Viele vertragen diese Hefe bei Candida-albicans-Befall nicht.

Natürliche Quellen: Meeresfrüchte, Brokkoli, Zwiebeln, Tomaten, Kleie, Getreidekeime.

Zink: Ist der Dirigent für den richtigen Ablauf der Körperprozesse, schaut auf das Gleichgewicht zwischen den alkalischen Säuren. Es achtet auf Enzym- und Zellabläufe. Es steht in Wechselwirkung mit Kupfer, mit dem es sich immer ausgleicht. Zuviel Kupfer heißt zuwenig Zink. Zink fehlt hauptsächlich bei Candida-Befall.

Unterstützt die Sauerstoffaufnahme, die Heilung von Haut und Schleimhaut.

Mangel bringt schlechten Geruchs- und Geschmackssinn, Flecken auf den Nägeln.

Natürliche Quellen: Vollkornprodukte, Gemüse, Fleisch, auch Lamm, Kürbis- und Sonnenblumenkerne, Hefe – die Sie bei Candida-albicans-Befall nicht essen sollten.

Säuren und Basen

Macht sauer lustig? Ich denke nicht. Unser Körper braucht ein Gleichgewicht an Säuren und Basen, nur dann kann er gesund bleiben. Sind wir einmal aus dem Lot, so sind wir sauer. Stimmt es zum Beispiel im Magen nicht, bleibt die Speise liegen, zersetzt sich und beginnt zu gären. Vergorenes gelangt in den Dünndarm, ins Blut, durch den ganzen Körper. Statt Gewinn gibt's Giftstoffe! Bald schon fühlen wir uns lustlos und schwach. Säureablagerungen lassen Herz und Kreislauf streiken, das Blut fließt langsamer, wir altern schneller. Bei zuwenig oder fehlender Magensäure häuft sich der Auftritt von Candida albicans, und sie passiert vor allem den Magen ungeschoren.

Bei ausgeglichenem pH-Wert werden die Nährstoffe maximal verwertet. Das Verhältnis wird durch ein Mengenverhältnis von 4 (alkalisch) zu 1 (sauer) gehalten oder von 20 Prozent Säuren und 80 Prozent basischen Stoffen. Als neutral gelten

Butter, Pflanzenöle und Milch. Zu alkalischen Nahrungsmitteln rechnet man Gemüse und Früchte. Selbst saure Früchte wirken basisch. Langsam abbauende Kohlehydrate, Reis, Kartoffeln, Hülsenfrüchte, Getreideprodukte, reduzieren eine saure Fracht.

Sind die Lebensmittel dagegen eiweißreich, wirken sie säurebildend. Moderne Diäten sind meistens sehr eiweißhaltig, arm an essentiellen Nährstoffen wie Kalzium, Kalium, Magnesium, Natrium und Eisen, dafür reich an Phosphor. Während der Eiweißverdauung entsteht Säure, die durch den Körper neutralisiert werden muß, alkalisierendes Kalzium wird mit anderen Nährstoffen dafür verbraucht und fehlt dann in den Knochen und im Blut. Weiter wird es durch Koffein, Salz und Phosphor reduziert. Kaffee und Salz bewirken, daß Kalzium über den Urin ausgeschieden wird. Phosphor wird Fertiggerichten hinzugefügt. Es soll Geschmack geben und den Säuregehalt kontrollieren. Das Kalzium-Phosphor-Gleichgewicht und damit der Säure-Basen-Spiegel sind aus dem Lot. Zuviel an Phosphor stimuliert Hormone, die die Knochen zersetzen und auflösen, langsam und über die Jahre hinweg. Eine Osteoporose steht am Ende der Entwicklung. Säurebildende Nahrungsmittel sind also alle eiweißhaltigen wie Eier, Käse, Fleisch, Wurst, Fisch, Vollkorn. Die absoluten Renner unter den Säureproduzenten sind Zucker und Süßigkeiten, Weißmehl, Fett, Alkohol und Nikotin.

»Bitter dem Mund, dem Magen gesund.« Unser Körper ist von klein auf auf Süß trainiert. Alles, was bitter schmeckt, ist uns zuwider. Bitterstoffe regen die Verdauungssäfte an, fördern die Verdauungstätigkeit und machen damit Speisen verträglicher. Sie stärken Blutgefäße und Muskulatur.

Nachgewiesen ist, daß die Extrakte der Teufelskralle eine zerstörte Darmschleimhaut innerhalb von 14 Tagen wieder aufbauen können.[64] Bitterstoffe werden meistens in Form von Tees getrunken. Sie ändern die Übersäuerung des Körpers.

Bittere Nahrungsmittel sind: Sesamöl, Löwenzahn, Brennessel, Kümmel, Kalmus, Wermut, Schafgarbe, Tausendgüldenkraut. Da bei der Bekämpfung von Candida albicans den Pilzen das Leben so bitter wie möglich gemacht werden soll und sich die Getränkeauswahl deutlich einschränkt, bieten sich ab und an diese Bittertees an. Kräutertees jeder Form werden in Apotheken als »Drogen« eingestuft. Abwechslung ist wichtig, weil jedes »Kraut« wirkt. Zehn bis 14 Tage, länger sollten Sie nicht bei einer Teesorte bleiben.

13. Unser täglich Brot ...

Diabetikerzucker und Süßstoffe bringen den Hunger auf Touren. Saccharin wird in der Futtermittelverordnung – Rubrik appetitanregende Stoffe – als Masthilfsmittel geführt. Ein Hersteller läßt in der Werbung wissen, sein Produkt stimuliere die »tägliche Futteraufnahme« bei »Sauen mit gezügeltem Appetit«.[65] Hefen blühen auf durch einfache Kohlehydrate. Früchte unterstützen ihr Wachstum, weil sie mit Fructose beladen sind. Trotz ihres Fasergehalts landen diese Einfachzucker im Verdauungskanal, direkt vor der Tür der wartenden Candida.

Die Soldaten der römischen Legionen ernährten sich hauptsächlich von Vollkornbrot. Pro Soldat genügten 800 Gramm Korn, und mit dieser Kost eroberten Roms Soldaten ein Weltreich. Erhielten unsere Soldaten heute unser geläufiges Weiß- oder Halbweißbrot in der gleichen Menge, käme es wohl eher zu Mangelkrankheiten als zu Siegen. Die Ursache für diese Mangelware Brot liegt in der Raffination[66] des Mehles, die alles Wertvolle, wie Ballastanteile, Vitamine und Mineralstoffe, herauslöst. Diese wertvollen »Reste« verwenden wir als Viehfutter.

Weißmehl wird mit Blick auf seine Wirkung bei Pilzbefall mit Einfachzucker gleichgestellt, denn unser Körper setzt dieses genauso einfach um. Hinter diesem Weizenmehl versteckt sich aber mehr. Es enthält Exorphin, das bei reichlichem Genuß zu Verstopfung führt, denn der Stoff beruhigt den Darm und legt ihn praktisch lahm.[67] Mehle mit niedrigen Typnummern, wie 405 (Weizenmehl), enthalten nur noch den reinen, weißen Kern und sind ungeeignet für die Pilz-Diät. Besser eignet sich Mehl ab der Typnummer 1050 und höher. Diese schwereren Sorten enthalten Ballaststoffe, Mineralien und damit unverdauliche Bestandteile. Sie sind vor allem zum Brotbacken geeignet. Verwenden Sie diese Sorten, sollten Sie dem Teig mehr Flüssigkeit zugeben. Vollkornmehl, wie das Urweizen, führt keine Typnummer, da es alle Bestandteile des Korns enthält.

Auf Seite 204 finden Sie die während der Diät erlaubten Obstsorten aufgelistet. Obst hat einen Vorteil: Durch Fruchtsäure wird die schützende Speichelreaktion angeregt. Nachteilig wirkt sich getrocknetes Obst aus, das zwischen 60 und 80 Prozent Zucker enthält. Und dieser Zucker klebt förmlich an den Zähnen, im Gegensatz zu Getränken, die gleich durchrutschen. Wer Früchte ißt, produziert Kohlensäure, an denen Hefen mitwirken (Blähungen). Deshalb sollten Sie während der Behandlung kein oder nur zuckerarmes Obst essen.

Typisch für Hefepilze ist ihr Stoffwechselverhalten. Sie verwandeln alle Formen von Kohlehydraten zu Alkohol und Kohlensäure.

Normaler Trinkalkohol, ein Glas Wein oder Weingeist, wird ähnlich dem Zucker verstoffwechselt, und weil Alkohol wenig eigene Nährstoffe besitzt, verbraucht er eingelagerte Vitamine und Mineralien, also Reserven des Körpers. Außerdem ist Alkohol Gift für Nervensystem und Leber. Unter anderem stört er die Leber dabei, die Hormone zu verarbeiten. Damit wird die Regulierung des Östrogenspiegels bei Frauen vor dem Klimakterium erschwert. Für eine optimale Gesundheit sollten Frauen nur selten Alkohol zu sich nehmen, vielleicht ein- bis zweimal die Woche.[68]

Alkohol (Äthanol) ist eines der Produkte des Stoffwechsels aus Glucose durch Candida albicans. Die von Pilzen selbst produzierte Menge steht in direkter Relation zur Glucosekonzentration im Körper. Pilze werten den Alkohol als einzige Kohlenstoffquelle für sich aus, sind aber relativ empfindlich gegenüber Äthanol in ihrer nächsten Umgebung. Äthanol bewirkt Keimschlauchformationen an asexuellen Sporen von

Candida albicans. Kartoffeln, ganze Getreidekörner und brauner Reis sind schwerer verdauliche Kohlehydrate. Hefepilze besitzen eigene Spaltmittel und könnten diese Stärken zerlegen, es bleibt ihnen aber zuwenig Zeit dazu, wenn diese schnell an ihnen vorbeirutschen.
Das zeigt sich deutlich in der Bierherstellung, bei der ein Teil auf der Spaltung beruht, ein anderer auf der Hefegärung. Das Getreide wird in Malz angesetzt, dessen Enzym Diastase die Stärke in das Disaccharid Maltose (Malzzucker) aufspaltet. Später wird ein Teil dieses Zwischenproduktes durch das in der Hefe enthaltene Enzym Maltase in vergärbaren Traubenzucker abgebaut. Der Rest wird zurückbehalten, er gibt später dem fertigen Bier seinen Nährwert. Dieses Enzym Maltase kommt im Verdauungskanal von Mensch und Tier und in der Hefe vor; es kann auch Polysaccharide spalten.
Vielleicht läßt sich aus diesem Herstellungsvorgang von Bier ableiten, daß Getreidekörner anfangs, solange sie nicht von Enzymen aufgespalten sind, einen gewissen Schutz gegen den Stoffwechsel von Hefen in sich tragen, im Gegensatz zum leicht aufspaltbaren Obst.
Haben wir uns einmal auf Vollwertprodukte umgestellt, fallen bald die Hungerattacken weg. Die verlangsamte Resorption dieser Produkte bringt diesen Effekt mit sich. Der Blutzuckerspiegel hält sich über einen längeren Zeitraum auf einem konstanten Level. Wir brauchen die schnelle, kurzlebige Energie einfach nicht mehr. Der Heißhunger nach Süßem schwindet und mit ihm die Pilze. Wenn Sie wieder Produkte essen, die Sie zuvor so gern gegessen haben, erscheinen sie Ihnen plötzlich als zu süß. Ihr ganzer Geschmack hat sich verändert.
Sportler überwinden mit süßen Einfachzuckern kurzfristig ein Leistungstief. Da aber die Kraft nach sehr kurzer Zeit wieder erlischt, essen sie stärkehaltige Speisen und sorgen für langsamen und gleichmäßigen Energienachschub.

Stärke als wertvolle Nahrung

Stärke ist schwerfälliger in der Auflösung und kann weder mit den Zahnbelägen verschmelzen noch dort zu Zucker und Säuren umgebaut werden. Sie rutscht einfach zu schnell Richtung Magen weiter. Stärke ist unsere wertvollste Nahrungsform, sie hält unseren inneren Motor am Brennen. In unserer modernen Ernährung fehlt sie mehr und mehr.
Es ist für uns einfach, wenn auch vielleicht ungewohnt, unseren täglichen Nahrungsmittelbedarf an Stärke mit Brot, Reis, Kartoffeln und frischem Gemüse und Obst (mit Ausnahme von Bananen) zu decken.
Zellulose regt als Ballaststoff die Darmtätigkeit an und bindet Stoffwechselschlacken. Der Körper spaltet bei faserreicher Kost die Nahrungsenergie langsamer auf, sie wird erst später im Endteil des Dünndarms resorbiert und in das Blut übernommen. Dieser langsam abgegebene Mehrfachzucker hält den gierigen Hunger im Zaum. Der Blutzuckerspiegel bleibt stabil.
Stärkehaltige Nahrungsmittel sind immer verbunden mit Faserstoffen. Und diese Vollwertprodukte machen den Pilzen das Leben schwer. Candida albicans wäre es ein leichtes, die Stärke aufzuteilen, wenn

– durch die Ballaststoffe der Nahrungsbrei nicht so schnell an ihnen vorbeirutschen würde,
– bei Hülsenfrüchten die Stärken nicht in der Frucht eingekapselt wären und erst der verdauliche Kohlehydratkern »herausgeschält« werden müßte,
– weniger verkettete Stärkemoleküle vorhanden wären, die umgebaut werden müßten. Deren Spaltung dauert zu lange und kostet Energie.

Solch ein »arbeitsintensives« Pensum ist für Candida albicans nicht attraktiv, im Gegensatz zu den schön präsentierten und spielend leicht verwertbaren Einfachzuckern. Zurück bleibt ein hungriger, sich unwohl fühlender Candida-Pilz.
Unser Körper braucht Zuckerzufuhr, aber die richtige. Einen Mangel beantwortet das Gehirn in kürzester Zeit mit

Beschwerden wie Doppelsehen, Müdigkeit, Migräne, Angst, Depression, Schwindelgefühl. Bei einem länger anhaltenden Mangel kommt es zu Wutausbrüchen bis hin zu Koordinierungsproblemen. Es folgt ein Hunger nach Süßigkeiten.

Hefe ist ein durchaus wichtiger Gärungserreger. Natürlich sind wir etwas verärgert, wenn wir schon wieder, nach so kurzer Zeit, geronnene Milch, verschimmeltes Brot, verdorbenes Fleisch aus dem Kühlschrank nehmen. Stellen Sie sich aber einmal vor, wie unsere Erde aussehen würde, gäbe es keinen Gärungs- und Zersetzungsprozeß. Altes, Verdorbenes würde nicht mehr in Nebenprodukte wie Humus umgewandelt. Die Welt wäre plötzlich übersät von Abfallprodukten, die sich nicht auflösen könnten. Das Umweltchaos wäre perfekt. Neues Leben könnte aus Platzmangel nicht entstehen.

Gärbakterien verhindern eine Umweltüberlastung und räumen fleißig auf. Ähnliches geschieht im Darm. Gastbakterien leben von nicht verdauten Bestandteilen der Nahrung, sorgen für Darmhygiene, halten den Darm frei von krank machenden Eindringlingen und produzieren sogar noch Vitamine. Sie schädigen uns aber in keiner Weise. Ihre Gegner sind Parasiten wie die Pilze. Sie beschädigen uns durch ihre Existenz. Oft sind sie ansteckend, ja, sogar giftig, manche machen uns krank.

Egal, wie wir unseren Körper mit Energie versorgen, ob mit Zucker, Süßigkeiten und Alkohol oder mit stärkehaltigen Kohlehydraten. Was uns später fehlt, sind die verbrauchten Vitamine, Mineralien und Spurenelemente zum Antrieb unseres Stoffwechsels. Raffinierte Kohlehydrate hemmen die Freßzellen in einer Weise, daß sie attackierende Keime nicht mehr vernichten. Ein Teil der internen Abwehr ist lahmgelegt.

Um Zucker im Körper zu verarbeiten, verbrauchen wir Enzyme, Vitamin B1 und die Mineralien Kalzium und Magnesium. Bei der Zuckeraufnahme erhöht sich der Bedarf an Vitaminen und Mineralstoffen. Werden sie nicht extra zugeführt, entsteht ein Mangel. Das heißt, wir essen

– an Lebenswichtigem vorbei,
– brauchen die inneren Reserven auf,

– sind appetitlos,
– essen weniger, als der Körper an Brennstoffen bräuchte.

Essen Sie viel Zucker, sinkt der Kalziumspiegel im Körper. Der Kalziumräuber Zucker macht Zähne und Knochen weich und anfällig. Kalziummangel läßt den Phosphatanteil steigen. Wir reagieren überreizt. Ein zu niedriger Kalziumspiegel führt auch zu Bauchschmerzen, Muskelkrämpfen und vermehrtem Harndrang. Kinder werden heute größer, weil ihre Röhrenknochen länger werden. Grund dafür ist der zu hohe Phosphatgehalt in ihrem Körper!

Über zuviel Zuckerkonsum und das verlorene Kalzium kommt es zu Knochenschäden wie zur gefürchteten Osteoporose. Auf eine wichtige Tatsache wird nur selten hingewiesen: Zucker ist die Energiereserve für Tumoren. Tumoren leben von der Vergärung von Zucker.

Die Werbung gaukelt uns vor, daß Zucker ebenfalls zu den gesunden Kohlehydraten zählt. Das ist falsch! Weißzucker enthält keine Vitamine, keine Ballaststoffe, keine Faserstoffe und keine Mineralstoffe. Dieses Produkt ist tot und chemisch rein. Zucker sind einzig und allein pure Kalorien. Zucker gehört zur Gruppe der Monosaccharide, also zu den einfachsten Kohlehydraten. Zucker wird den Nahrungsmitteln, aber nicht den Lebensmitteln zugerechnet.

Wollen Sie auf Ihren Zuckerkonsum achten, empfiehlt sich ein Blick auf das Zutatenverzeichnis der gekauften Nahrungsmittel: Steht Zucker an erster oder zweiter Stelle, spricht das für einen hohen Zuckergehalt des Produktes. Ein beliebter Trick ist es, dem Zucker einen zweiten Namen zu geben. Da steht dann an zweiter Stelle Zucker, an fünfter Glucose, an siebter Sirup. Der Name ändert aber nichts an der Tatsache, daß alle drei Bezeichnungen für Zucker(arten) stehen. Würden alle Arten addiert, müßte der Zucker an erster Stelle aufgeführt werden. Achten Sie doch auch einmal auf die Vitamin- und Mineralstoffe, die immer ganz am Ende aufgelistet sind. Die Reihenfolge richtet sich nach dem Mengenanteil.

Wir kennen die Spaltmittel in der Hefe, schauen wir uns das Treibmittel an: Im Hefeweizen sehen wir es besonders klar als

glasige Perlen aufsteigen, und bei der richtigen Wärme dehnt sich der Hefeteig zur Freude der Hausfrau besonders prall aus. Was sich hier aufbläht, sind die Gase der Kohlensäure. Diese Gase treiben auch den Bauch auf, führen zu starkem Aufstoßen und unangenehmen Blähungen, wenn der Pilz sich am normalen Zucker wieder einmal richtig gütlich getan hat. Einen zusätzlichen »Genuß« hält er für uns bereit: den erhöhten Alkoholgehalt des Blutes. Über das Blut gelangt Alkohol schnell von der Pfortader direkt in die Leber. Bei starkem Pilzbefall kann man mit solchen Werten bei einer Polizeikontrolle bereits auffallen. Ein zweifelhaftes Vergnügen nach einem feinen Essen!
Während die Hefen den Zucker zu Alkohol abbauen, entsteht als Zwischenprodukt Acetyldehyd, eine giftige Substanz. Wer mit Candida stark belastet ist, kann dies nicht verstoffwechseln, und das sichtbare Resultat sind die weit verzweigten systemischen Symptome. Diese Flüssigkeit ist hauptverantwortlich für Stoffwechselstörungen.

Der berauschende Pilz

»Zwischen Leber und Milz ist immer noch Platz für ein Pils«, doch was tun Sie, wenn Sie keinerlei Alkohol getrunken haben und trotzdem betrunken sind? Candida albicans macht's möglich. Sie produziert aus einfachen Kohlehydraten und Zucker Alkohol! Dieser stete Zufluß zur Leber überfordert diese.

Rita M. erzählt:

Jahrelang hatte ich erhöhte Leberwerte. Nach jeder Untersuchung wurde ich vom Arzt ungläubig gefragt, wieviel ich denn trinke. Denn meine Leberwerte waren wieder zu hoch. Er hat mir einfach nicht geglaubt, daß ich nur abends, wenn es zum Abendessen paßte, ein Pils trank. Seit dieser Pilz festgestellt wurde, fragt er mich nicht mehr ungläubig nach meinem Alkoholkonsum.

Kann ein Mensch, der keinen Alkohol trinkt, betrunken werden? Er kann, wenn er mit dem Pilz infiziert ist!
Mit Candida albicans geht auch ein Alkoholproblem einher, das in Japan »meitei-sho« heißt und in den USA unter dem Namen »drinkless drunk syndrome« bekannt ist.

Auf dem Nachhauseweg von einem Empfang war Charlie S. wegen Trunkenheit am Steuer von der Polizei aufgehalten worden. Nach eigenen Angaben hatte er aber nichts getrunken. Diese Betrunkenheitsattacken belasteten ihn und seine Umgebung seit vielen Jahren. Erst Mitte der sechziger Jahre erfuhr er von einer erstaunlichen chemischen Reaktion, die sich in seinem Körperinnern abspielte. Damals war er gerade auf Diät gesetzt. Er sollte endlich abnehmen. Gleichzeitig traten verstärkt Anfälle von Betrunkenheit auf. Er erfuhr, daß er nicht der einzige Leidende war. In Japan wurde bereits seit Jahren nach den Ursachen dieser Symptome geforscht. Dort war ein japanischer Student – ebenfalls unschuldig – in soziale und berufliche Ungnade gefallen. In seinem Magen war Candida entdeckt worden. Forscher hatten herausgefunden, daß Candida tatsächlich fähig ist, Alkohol zu produzieren, aber nie so viel, daß es zu Alkoholvergiftungen kommt. Charlie S. stellte sich auch den japanischen Forschern zur Verfügung, erhielt Medikamente gegen die Pilze und hat seither das »Problem Alkohol« im Griff.[69] Die Trunkenheitssymptome waren nach der Candida-Behandlung verschwunden.
Vielleicht sollte ich an dieser Stelle darauf hinweisen, daß nicht nur Candida albicans diese Symptome auslösen kann, sondern auch andere Pilze aus der Candidagruppe.[70]
Eines der Glucose-Stoffwechselprodukte von Candida ist Äthanol, das besser bekannt ist unter dem Namen Alkohol.
Stellen Sie sich vor, Sie haben gerade einen Schokoriegel gegessen. Damit haben Sie sich ein Wohlgefühl verschafft, denn der körpereigene Botenstoff Serotonin wurde aktiviert, sein Vorrat im Körper aufgefüllt, das hebt Ihre Stimmung. Im Magen und im Dünndarm wartet bereits der Hefepilz. Er fügt seine Hefe zu dem Einfachzucker. Beides zusammen vergärt.

Plötzlich haben Sie einen aufgequollenen Bauch mit sehr unangenehmen Blähungen. Durch diesen Vergärungsvorgang entsteht zuerst Acetaldehyd, daraus Äthylalkohol und als Nebenprodukte Fuselöle. Acetaldehyd reagiert in niedrigen Dosen mit Serotonin und Dopamin. Dabei entstehen Carboline und Norlaudanosolin, eine Vorstufe von Morphin. In hohen Dosen verursacht Acetaldehyd einen Kater und Kopfschmerzen.[71]

Es wird angenommen, daß ein von Pilzen Befallener Acetaldehyd nicht verstoffwechseln kann. Diese Substanz stört viele innere Abläufe und auf diesem Weg den Stoffwechsel und verursacht wahrscheinlich eine Menge über den ganzen Körper verteilte Probleme, da der Patient den Stoff nicht ausscheiden kann. Dieser Alkohol tötet gleich noch einige Bakterien ab, die hier im Darm heimisch sind, oder hemmt deren Entwicklung. Die Menge Alkohol, die dabei produziert wird, richtet sich direkt nach der Glucosekonzentration im Körper. Zugleich veranlaßt dieses Äthanol den Pilz, weitere Keimschläuche zu bilden. Candida schafft sich wieder einmal im Körper Platz. Zwar wurde eine Keimung unter Gärungskonditionen noch nicht beobachtet, doch die durch Äthanol produzierte Menge formte in einem Bereich Streßproteine, welche den Hitzeschockproteinen glichen. Es wird die Möglichkeit diskutiert, daß Streßproteine vielleicht sogar die Keimschlauchformationen von Candida albicans regulieren.[72]

Äthanolalkohol senkt auch die Eiweiß- und Fettverbrennung im Körper. Und nicht verbranntes Eiweiß oder Fett lassen sich auf der bald nicht mehr so schlanken Linie nieder. Zusätzlich kommt es zu einer spontanen Steigerung der Muskelleistung, die später bis unter die vorherige Norm abfällt.

Währenddessen geht der so produzierte Alkohol in den Blutkreislauf über. Mit dem normalen Reinigungsprozeß filtert die Leber das angebotene Blut. Sie »liest« das Angebot »Zuviel Zucker im Blut« und reduziert daraufhin den Ausstoß von Glucose. Der Blutzucker sinkt wieder ab. Blutniederzucker bedeutet immer Streß für den Körper, er sendet die Botschaft an das Gehirn, und wir denken: Ich brauche unbedingt etwas

Süßes. Einfachzucker bieten sich an, wir stopfen rasch und gierig ein Stück Kuchen, einen Schokoriegel in uns hinein oder trinken eine Limonade. »Ah, jetzt geht es mir besser.« Wirklich? Der Kreislauf hat sich nur vollendet. Zuckergier ist eine der wichtigsten Hinweise auf eine Besiedelung mit Candida albicans.
Ist nun die Glucosekonzentration im Körper wieder hoch, produziert der Körper Alkohol, und der »Gaukler«, so heißt Alkohol auf arabisch, löst Trunkenheitssymptome aus. Der Mann, die Frau sind tatsächlich betrunken, ohne einen Tropfen Alkohol genossen zu haben, sie haben einen Pilz-Rausch. Vor der Menstruation neigen Frauen besonders zu Blutniederzucker. Haben sich Pilze im Körper bereits festgesetzt und Sie trinken nun Alkohol, der für den Körper purer Zucker ist, erhöht sich das Zuckerangebot sprunghaft. In dieser Zeit sind Frauen besonders anfällig für Trunkenheit.[73]
Alkohol zählt zu den Mykotoxinen, den überaus schädlichen Pilzgiften. Auch die Fuselöle, die gleichzeitig mit dem Äthylalkohol entstehen, zählen dazu. Sie reizen zum Husten und sind ebenfalls gesundheitsschädlich.

14. Die Therapie

Das ABC der Pilz-Diät

Die Diät unterteilt sich in eine strikte Phase zu Beginn, in eine Übergangsphase und die Umstellung auf neue Ernährungsgewohnheiten. In diesem Sinne sind die Tabellen zu lesen. Das allerwichtigste an der Diät ist jedoch, daß Sie das Essen schmackhaft zubereiten und gerne zu sich nehmen. Wenn Sie mit Widerwillen an die Sache gehen, bauen Sie sich neuen Streß zugunsten der Pilze auf, die Sie vertreiben wollen. Halten Sie die Diät ein, Sie werden sich nach drei Tagen besser fühlen, wenn Sie problemverursachende Nahrungsmittel vom Speiseplan gestrichen haben. Solange brauchen diese, um den Körper zu verlassen. Falls Sie Nebenwirkungen spüren, die sich nicht bessern wollen, denken Sie bitte an Allergien. Viele Betroffene reagieren günstig, sobald sie wirklich auf Hefe und Zucker verzichten.
Essen Sie in der Kantine, empfiehlt es sich, anfangs etwas von zu Hause mitzunehmen oder sich genau an die Tabelle zu halten, um die Symptome auszutricksen. Aber denken Sie daran, viele Würzmischungen und Fertiggerichte enthalten Hefe oder Zucker, und da Sie nicht selbst gekocht haben, kennen Sie die verwendeten Bestandteile nicht.
Während der Pilz-Diät, die sich oft über mehrere Monate hinziehen kann, stellen sich immer wieder Fragen im Zusammenhang mit früheren liebgewonnen Eßgewohnheiten. Folgen Sie der Empfehlung zur Vollwertkost, weil sich eine Diät mit niedrigen Kohlehydratwerten schwer durchhalten läßt. Min-

destens zwei bis zweieinhalb Liter pro Tag sollten Sie trinken, weil der Körper bei Vollkornkost mehr Flüssigkeit verbraucht.
Als Getränke bieten sich an:
Mineralwasser, das durch frisch gepreßten Zitronensaft schmackhafter wird. Ingwertee dient als stimulierender Ersatz, während Sie weniger Kaffee trinken. Zubereitet mit einem Teelöffel Anis oder Fenchel, schmeckt der Tee natürlich süß. Bittertees reduzieren die Übersäuerung des Körpers. Geeignet sind beispielsweise Wermut, Tausendgüldenkraut, Kalmus, Schafgarbe und Enzian.
Grundsätzlich gilt: Bitter und sauer vergrault die Pilze, verändert sein Lebensmilieu zu seinen Ungunsten und läßt mit der Zeit auch hartnäckigen Süßhunger verschwinden. Bitterkräuter zum Beispiel stimulieren die Produktion der Magensäure und sind während der Diät erwünscht.
La-Pacho-Tee, auch Taheebo-Tee genannt, stammt von der Rinde eines südamerikanischen Baumes und zeigt gute Wirkung gegen Pilze, vor allem bei Nasensymptomen.
Kräutertees stammen von Pflanzen, sind schimmelanfällig und sollten sofort verbraucht werden. Echinacea aus Sonnenhut stärkt das Immunsystem und soll gegen Pilze wirken. Es kann als Tee getrunken oder Medikament genommen werden und ist bei Blaseninfektionen und Herpes angezeigt. Auch schwarzen Tee und Kaffee sollten Sie wegen der Schimmelanfälligkeit anfangs wenig oder gar nicht trinken. Zusätzlich entzieht das im Kaffee enthaltene Koffein dem Körper essentielle Nährstoffe wie Magnesium, Kalzium und Vitamine der Gruppe B. Andere koffeinhaltige Getränke sollten Sie streichen, vor allem, wenn Sie Blasenprobleme haben.
Espresso ist ohne Zucker erlaubt, da er bitter ist. Er wirkt gegen die Übersäuerung des Körpers.
Alkohol ist für den Körper reiner Zucker und fördert die Pilze. Wer nicht verzichten kann: Ein Glas sehr trockener Wein ist ab und zu erlaubt; Cynar besteht aus Artischockensaft, maximal ein Glas pro Tag ist nach der akuten Phase der Diät als Bitterstoff erlaubt.
Süßhunger ist eines der Hauptsymptome von Candida albi-

cans. Wenn er einfach nicht nachläßt, was bei Diät und gleichzeitiger Behandlung schnell der Fall ist, lassen Sie den Spiegel des Spurenelements Chrom von Ihrem Arzt überprüfen. Helfen Sie nicht mit Süßen nach!

Milchzucker ist als einziger für Candida albicans ungenießbar und während der Diät gestattet.

Künstlicher Süßstoff in Tabletten- oder Flüssigform ist erlaubt, aus Aspartam (nicht kochfest), Cyclamat, Saccharin und Acesulfan-K. Verwenden Sie ihn sparsam, denn alle süßen zehn- bis 500mal so stark wie Rohrzucker und wirken leicht abführend. Für Baiser, Rühr-und Biskuitteige sind Süßstoffe ungeeignet. Achtung: Sind Süßstoffe mit Zucker gemischt, wie die Streusüße, sind sie verboten.

Zucker ist ebenfalls verboten. Er ist ein einfaches Kohlehydrat, von dem Pilze aufblühen, und verbraucht zusätzlich Vitamine und Mineralien, damit er verstoffwechselt werden kann. Der Körper wird übersäuert. (Auch in der freien Natur leben Pilze auf saurem Boden.) Weichen Sie nicht einfach auf Diabetiker-Nahrung aus. Sie enthält Fruchtzucker, ein Schmankerl für Pilze. Zur Erinnerung: Diabetiker sind besonders häufig von Candida albicans betroffen.

Desweiteren ist Hefe in jeder Form von der Ernährungsliste zu streichen. Brühwürfel, Instantbrühen und Fertigsuppen enthalten oft Hefe. Brote, Kuchen, Cracker beinhalten (fast alle) Hefe und Zucker, soweit sie kommerziell hergestellt wurden. Diese Backwaren bestehen bei uns zudem zu 90 Prozent aus Weizen, und viele Candida-Träger reagieren allergisch auf dieses Mehl. Getrocknete Cereals wurden behandelt und hoher Hitze ausgesetzt. Sie enthalten oft Malz und von Hefen stammende B-Vitamine und weisen häufig einen hohen Zuckergehalt auf. Essen Sie Blätterteig ohne Zucker als Ersatz für Kuchen.

Obst enthält in unterschiedlichen Mengen Fruchtzucker, der Pilzwachstum unterstützt. Essen Sie es nach den Angaben in den Tabellen. Anfangs, vor der Diät, sollten Sie vor allem Orangen und Zitronen etc. meiden. Diese Zitrusfrüchte enthalten viel Zucker (siehe klebriger, vertrockneter Saft). Obst

und Gemüse sind vor dem Verzehr gut zu waschen, eventuell mit etwas Spülmittel.
Rote Bete können Pilze nicht verwerten, deshalb sind sie besonders für die Diät geeignet. Sauerkraut, ein milchsaures Gemüse, wirkt ausgezeichnet gegen Pilze. Wassermelonen sind ein starkes, natürliches Diuretikum und hilfreich gegen Infektionen im Harntrakt und gegen Pilze. Dazu regt Ingwer die Verdauung an. Knoblauch hassen die Hefepilze. Er enthält 18 Substanzen gegen Bakterien, Pilze und Viren. Knoblauch meiden wir oft wegen des Allicins, das erst den Knoblauch zum Knoblauch macht. Daß er in das entfernteste Eck gelangt, bestätigt der Geruch. Allicinhaltige Tabletten wirken, produzieren aber weniger Geruch.
Essig und Essighaltiges unterstützen Pilzwuchs. Ersetzen Sie ihn durch frischgepreßten Zitronensaft. Zu Essighaltigem zu rechnen sind auch Balsamico (Balsam-Weinessig) und Senf, der zusätzlich Zucker enthält. Gewürze und Würzzutaten beinhalten häufig Hefen und schimmeln.
In Essen aus Dosen, Schachteln, Flaschen und Verpacktem finden sich meistens raffinierte Zucker oder versteckte Zutaten. Auch Dauerwurst enthält oft Zucker oder Honig. Eiscreme ist eine Kombination aus Fett, Süßem und Kälte. Fett bindet Toxine und hält sie im Körper zurück, wo sie Unheil anrichten. Sie sollten darauf verzichten, sie ist außerdem ungünstig beim prämenstruellen Syndrom (PMS).
Schimmelpilzhaltige oder angeschimmelte Nahrungsmittel sollten Sie meiden, da sie eventuell Pilzwachstum anregen können (Achtung: Fertigkost). Käse wird mit Schimmelkulturen oder durch Gärung hergestellt und verursacht Probleme. Schweizer Emmentaler, der aus Bakterien hergestellt wird und nicht aus Schimmelpilzen, ist während der Diät erlaubt. Joghurt sollte Laktobazillus azidophilus enthalten oder als »rechtsdrehend« ausgewiesen sein. Dann ist er entsprechend der Tabelle erlaubt. Sahne ist nach einiger Zeit wieder – in geringen Mengen – erlaubt.
Müsli, selbst angerichtet, ist eine sättigende Mahlzeit während der Diät. Bedenken Sie, daß das eingeweichte Getreide

zu schimmeln anfängt, wenn es eine Nacht lang bei Zimmertemperatur steht. Der Kühlschrank verzögert diesen Vorgang. Die Nüsse dafür verwenden Sie am besten unverarbeitet und frisch geschält. Sie enthalten essentielle Spurenelemente. Geschälte Nüsse schimmeln leicht, sind oft gezuckert, und das Öl wird ranzig. Erdnüsse oder Erdnußprodukte enthalten viel Schimmel. Kleie und Leinsamen schaben Pilze von der Darmwand ab und leiten sie aus dem Körper aus, Buchweizen ist gut wegen seiner Fasern, zur Erholung des Darmes.

Tabelle 8: Erlaubte Nahrungsmittel, wenn sie ohne Zucker und Hefe verarbeitet sind:

Ballaststoffe	Haferkleieflocken	Weizenkleie
	Rübenflocken	
Brot	Grahambrot	Sauerteigbrot
	Knäckebrot	Vollkornbrot
	Matzen (ungesäuerte Brotfladen der Juden)	
Eier in jeder Form		
Fette, Öle	Butter	Sesamöl
	Maisöl	Sonnenblumenöl
	Olivenöl	Walnußöl
Fische, frische	Krabben	Schalentiere
	Lachs	Süßwasserfisch
	Salzwasserfisch	Thunfisch
Fleisch	Geflügel	Rind, mager
	Kalb	Schwein, mager
Gebäck/Kuchen selbstgebacken	Backpulvergebäck, -kuchen	Reiskekse, -waffeln
		Vollkornkuchen
	Blätterteig	
Gemüse, frisches, Salate	Artischocke	Kohlrabi
	Auberginen	Kräuter, frische
	Avokado	Kresse
	Blattsalate, grüne	Lauch
	Brokkoli	Löwenzahn

Tabelle 8: Erlaubte Nahrungsmittel, wenn sie ohne Zucker und Hefe verarbeitet sind:

	Chicorée	Meerrettich
	Endivien	Paprikaschoten
	Fenchel	Rettich
	Gurken	Rote Bete
	Ingwer	Sauerkraut
	Karotten	Sellerie
	Kartoffeln	Wirsing
	Knoblauch	Zwiebeln
	Kohlgemüse, weiß und rot	
Getränke	Bittertees, alle	Kräutertees
	Cynar	Mineralwasser
	Ingwergetränke	Schorle/Gespritzten
	Grapefruitsaft	Tee
	Kaffee	Wein, wenig
Getreide/Vollkorn	alle Vollkorngetreide außer Gerste,	Kleie
		Naturreis
	Hirse, Weizen	Vollkornnudeln
Milch-, Käseprodukte	Joghurt, natur	Schweizer
	Quark	Emmentaler
	Schafskäse	
Obst, roh oder gekocht	Ananas	Pfirsich
	Apfel, sauer	Pflaumen
	Aprikosen	Zitronen
	Beeren, alle	
Samen, Nüsse	Haselnüsse	Sesamsamen
	Kürbiskerne	Sonnenblumenkerne
	Leinsamen	
	Mandeln	Walnüsse
	Pistazien	

Tabelle 9: Teilweise erlaubte Nahrungsmittel, wenn sie ohne Zucker und Hefe verarbeitet sind:

Gemüse + Salate	Bohnen	Kartoffeln, süße
	Erbsen	Zuckermais
Obst	Apfel, -mus	Nektarinen
	Banane	Orangen
	Birnen	Papaya
	Grapefruit	Trauben, wenige
	Kirschen	
Vollkorn	Gerste	Reis
	Hirse	Weizen
Zucker + Ersatz	Milchzucker, Süßstoff ohne Zuckerzusätze	

Ein Teil aus Ihrem gewohnten Ernährungsplan fällt der Zensur zum Opfer. Dazu zählen alle süßen oder alkoholischen Getränke. Weiter alle zucker-, hefehaltigen und vergorenen Nahrungsmittel, Aufgewärmtes, Dosen und Fertiggerichte.
Fühlen Sie sich nach einiger Zeit trotz der Diät einfach nicht besser, ist der Anteil an Kohlehydraten zu hoch. Dann streichen Sie bitte die Nahrungsmittel aus Tabelle 9 für ein bis zwei Wochen aus Ihrem Speiseplan. Danach beginnen Sie wieder langsam, sie in die Nahrung einzubauen.
Erinnern Sie sich an eine eventuelle unerkannte Allergie. Nehmen Sie immer nur ein Nahrungsmittel dazu und achten Sie auf die Verträglichkeit. So werden Sie bald einen für Sie richtigen Ernährungsplan herausgefunden haben.
Erstellen Sie sich jetzt noch eine rote Liste, auf der Sie sich alle Nahrungsmittel notieren, auf die Sie allergisch reagiert haben. Sind Sie allergisch auf Süßes oder Hefe, werden Sie diese Dinge auch in Zukunft meiden. Sind Sie auf beides nicht allergisch, können Sie es nach einiger Zeit, gemäßigt und rotierend, wieder in Ihren Speiseplan aufnehmen, wenn Sie Appetit darauf haben.

Tabelle 10: Zu vermeidende Nahrungsmittel

Brot + Kuchen	Backmischungen	Kuchen
	Brezeln	
	Brötchen	
	Gebäck	Mischbrot
	Hefeteig, gebacken	Toast
	Kekse	Torten
		Weißbrot und alles aus Weißmehl
Diabetiker- und Diätprodukte	Eiscreme	Kuchen
	Fertigprodukte	Süßwaren
Fette	mit hauptsächlich gesättigten. Fettsäuren	Kokosfett
Getränke	Alkoholika, alle	Limonade
	Bier	Milch-Shakes
	Cidre	Most
	Cola	Sekt
	Fruchtsäfte	Schnaps
	Likör	
Käse, Milchprodukte	Alle Käsesorten außer Schweizer Emmentaler	Sauermilchprodukte
		Sauerrahm
Nudeln	alle Nudelsorten, wenn sie keine Vollkornnudeln sind	
Süßes	Bonbons	Konfekt
	Cereals	Konfitüre
	Desserts, süße	Marmeladen
	Eis	Schokoladen
	Früchte, kandierte	Trockenfrüchte
Zuckerarten wie	Fruchtzucker	Melasse
	Haushaltszucker	Rohr-, Rübenzucker
	Honig	Sirup
	Malzzucker	Traubenzucker

Tabelle 10: Zu vermeidende Nahrungsmittel

Verschiedenes	Datteln Erdnüsse Erdnußprodukte Feigen Instantbrühen, -suppen	Melonen Rosinen Speisepilze: wie Morcheln, Trüffel Würfelbrühen
Würzendes	Essig und Essighaltiges, Gewürze, getrocknet	Ketchup, Salatdressing, Senf Worcestersauce

Zum Schluß das *Grundrezept* für eine Suppe aus ganzen Getreidekörnern. Verwenden Sie jede beliebige Brühe ohne Hefezusatz. Als Korn eignen sich 50 bis 100 Gramm Gerste, Hafer, Roggen oder Weizen als volles Korn. Sie können dieses »Grundrezept« später mit Gemüsen Ihrer Wahl verfeinern.

Tabelle 11: Einweich- und Kochzeiten von Getreidekörnern

Getreide, je 100 Gramm	*Flüssigkeit in ml*	*Vorweichzeit in Stunden*	*Kochzeit/ Minuten*	*Nachquellzeit/ Minuten*
Buchweizen	200	keine	2–5	10–15
Dinkel	200	6–12	10	15
Grünkern	160	keine	20	20
Hirse	250	keine	5	15–20
Nacktgerste	200	6–12	45–60	20–30
Nackthafer	160	keine	20	20
Roggen	200	6–12	45–60	20–30
Weizen	200	6–12	45–60	20–30

Vor der Behandlung beginnen Sie mit der Hygiene, um eine permanente Wiederansteckung zu vermeiden. Dazu desinfizieren Sie Badezimmer, Küche und Toilette. Kochen Sie Ihre Wäsche, Waschlappen, Hand- und Geschirrtücher aus, geben Sie Nichtkochbares in die chemische Reinigung. Auch Sportkleidung und Badezeug. Bei Fußpilz sollten Sie Ihre Schuhe und Strümpfe desinfizieren.
Sie wechseln regelmäßig alle zwei Wochen die Zahnbürste, verwenden zum Putzen Zahnsalz, dessen Mineralsalze die Beläge löst, und stellen die Zahnbürste über Nacht in eine pilztötende Lösung. Für Zahnersatz gibt es pilztötendes Reinigungsmittel.
Befolgen Sie in den ersten drei Wochen eisern Ihre Diätanweisungen und nehmen Sie die Medikamente genau nach Vorschrift ein. Stellen Sie sich darauf ein, daß Sie Ihre Lebensgewohnheiten über einen längeren Zeitraum hinweg ändern werden.
In Ihrem Innern tobt ein wütender Kampf zwischen dem Immunsystem, das plötzlich Unterstützung durch Medikamente bekommt, und den Pilzen, die das Terrain nicht räumen wollen. Die Pilze verlangen nach den gewohnten einfachen Kohlehydraten und fachen Ihren Hunger an. Auftretende Nebenwirkungen sind ein willkommenes Zeichen dafür, daß die Pilze absterben. Trinken Sie täglich mindestens zwei bis zweieinhalb Liter Flüssigkeit. So schwemmen Sie die abgestorbenen Pilzzellen aus und bauen einer eventuellen Verstopfung vor. Bei starken Nebenwirkungen erinnern Sie sich daran, daß zuviel Eiweiß zu viele Toxine im Körper zurückhält. Reduzieren Sie deshalb kurzfristig die Eiweißzufuhr. Sprechen Sie auch Ihren Arzt darauf an, vielleicht will er die Dosis der Medikamente verändern.
Wie Sie inzwischen aus eigener, leidvoller Erfahrung wissen, können Pilze Krankheiten und Symptome vortäuschen, auch während sie absterben. Darüber können Fernsymptome erneut aufflackern, wie Gelenkschmerzen, Aphten im Mund

oder die Depression. Unter der Pilzbehandlung wird alles nach einiger Zeit verschwinden. Manchmal leben nicht ausgeheilte, schlafende Infekte, die sich im Körper verkrochen haben, wieder auf. Jetzt, da sie sich zeigen, können sie gleich von Ihrem Arzt mitbehandelt werden!
In sehr seltenen Fällen kann es zu einer Resistenz von Candida albicans kommen. Ihr Arzt wird sie dann erneut untersuchen auf
- eine neue, andere sich ausbreitende Infektion,
- im Körper schlafende Viren,
- Ihre Resistenz auf ein bestimmtes Medikament,
- noch nicht erkannte Allergien oder Gifte in Ihrer Umgebung, etwa Amalgamfüllungen in den Zähnen,
- Viren wie Ebstein-Barr-Virus, Herpes-Viren,
- Lamblien, Limax Amöben oder andere Parasiten,

und die neuen Ergebnisse gleich mitbehandeln.

Tabelle 12: Wirkstoffe gegen Pilzinfektionen

Medikamente/ Wirkstoffe	*resorbierbar, wird über den Darm aufgenommen*		*Nebenwirkungen bei oraler Einnahme*		*bei Schwangerschaft*	
	JA	*NEIN*	*JA*	*NEIN*	*JA*	*NEIN*
Polyen-Antibiotika						
Nystatin		x		x	x	
Amphotericin B		x		x	x	
Natamycin		x		x	x	
Allylamine						
Terbinafin	x		x		unbekannt	
Antimetabolit						
Flucytosin	x		x		unbekannt	

Medikamente/ Wirkstoffe	*resorbierbar, wird über den Darm aufgenommen*		*Nebenwirkungen bei oraler Einnahme*		*bei Schwangerschaft*	
	JA	*NEIN*	*JA*	*NEIN*	*JA*	*NEIN*
Imidazol-Verbindungen						
Clotrimazol	x		x			x
Fluconazol	x		x			x
Itraconazol	x		x			x
Ketoconazol	x		x			x
Miconazol	x		x			x

Die Polyen-Verbindungen
Solange vor allem der Mund-Darm-Kanal von Pilzen belagert wird, genügt es, sie mit rein lokal wirksamen Medikamenten zu behandeln, die wegen ihrer großen Moleküle die Darmschleimhaut nicht durchdringen. Sie greifen bei Candida albicans in die Zellatmung ein und stören den Abbau von Glucose. Die Medikamente sind so ausgerichtet, daß sie die Pilze abtöten und gleichzeitig die vorhandene Darmflora schützen und Ihr Immunsystem stärken.

Nystatin: der Klassiker unter den Pilzmedikamenten. 1950 im *N*ew *Y*ork *Stat*e *In*stitut of Health erstmals isoliert. Diese natürliche Substanz wirkt bei saurem pH-Wert des Körpers pilztötend. Sie ist ein Abkömmling eines Schimmelpilzes und kann daher allergen sein.[74] Das Präparat selbst hat sehr selten Nebenwirkungen. Nebenwirkungen verursachen die Toxine, die die absterbenden Pilze ausscheiden. Nystatin wird bei normaler Dosierung von der Darmschleimhaut nicht resorbiert und ist deshalb so gut verträglich. Für die Behandlung der Mundschleimhaut verwenden Sie Nystatin flüssig oder als Gel, das Sie so lange wie möglich im Mund behalten sollen. Es wirkt bis zum Magen. Zusätzlich nehmen Sie Tabletten zur Darmtraktbehandlung.

Amphotericin B: seit 1955 auf dem Markt, wirkt ähnlich wie Nystatin. Wird es oral eingenommen, sind Nebenwirkungen rar. Infusionen, die nur Schwerkranken gegeben werden, reinigen Blutbahnen und Organe von den Pilzen. Infusionsgaben sollten von oralen Medikamentengaben begleitet sein, da eine Darmbehandlung angezeigt ist. Geeignet als Kombinationstherapie mit Flucytosin.
Natamycin: ist 1955 auf dem Markt; es wirkt ähnlich wie Nystatin und Amphotericin B. Anwendung findet es hauptsächlich bei Haut- und Schleimhautbefall.

Das Allylamin

Terbinafin: zählt zu den neuen Breitspektrum-Antimykotika und hemmt die Pseudohyphenbildung von Candida. Da es fettlöslich ist, verbreitet es sich gut im gesamten Gewebe. Der größte Therapieerfolg ist bei Haut- und Fußpilz zu verzeichnen.

Der Antimetabolit

Flucytosin: wirkt einzig gegen Hefen und zerstört wahrscheinlich den Eiweißstoffwechsel der Pilze. Es kann zu Nieren- und Leberproblemen kommen.

Die Azole

Haben sich die Pilze über Blut- und Lymphbahnen ausgebreitet und sitzen in Organen, wird Ihr Arzt Ihnen Medikamente verschreiben, die durch die Darmschleimhaut wandern und dort wirksam werden. In diesem empfindlicheren Bereich, in dem das Gleichgewicht so wichtig ist, lösen sie deshalb häufiger Nebenwirkungen aus.
Clotrimazol: wird bei anhaltendem oralem Candida-Befall und bei Scheidenbefall gegeben.
Fluconazol: zählt neben Itraconazol zu den neuen Antipilzmitteln mit seltenen Nebenwirkungen. Eingesetzt wird es bei systemischem Candida-Befall, gegen Mund- und Scheidenpilze. Fluconazol beeinflußt die Wirkung oraler Verhütungsmittel.
Itraconazol: ein Antimykotikum der neueren Generation, eignet sich zum oralen Gebrauch. Es zeigt eindeutig weniger Nebenwirkungen als Ketoconazol bei guter Wirksamkeit.

Meist setzen es Ärzte bei Systemmykosen, Schleimhaut-, Haut- und Nagelmykosen ein. Höchste Wirkung erreichen Sie durch Einnahme nach dem Essen.

Ketoconazol: fördert die Immunabwehr und wirkt besonders bei Haut-, Schleimhaut- und Nagelpilzen. Hyphen, die begonnen haben sich in die Schleimhaut einzugraben, werden durch dieses Mittel erfaßt. Gelegentlich kommt es zu Nieren- oder Leberschäden. Aus diesem Grunde wird es gerne durch andere Mittel ersetzt.

Miconazol: sollte nicht mit anderen Pilzmedikamenten kombiniert werden. Es ist wirksam bei Nasennebenhöhlenproblemen und Beschwerden im Verdauungstrakt.

Dieser Blick auf die Wirkstoffe mag reichen. Ihr Arzt wird aufgrund seiner Untersuchungsergebnisse die Therapie bestimmen. Kontrolluntersuchungen sind immer angezeigt.

Effekte der Pilztherapie sind

- Aufbau der Darmflora,
- Stärkung des Immunsystems,
- Behandlung der Allergien,
- Wiederherstellung des richtigen pH-Wertes,
- Beseitigung von Vitamin-, Mineralien- und Spurenelementmangel,
- Stoppen vorhandener Krankheiten oder – soweit möglich – deren Ausheilung.

Falls Sie mit einem Partner/einer Partnerin leben, beachten Sie den Pingpong-Effekt. Kurieren Sie sich beide, selbst wenn der andere keine Symptome zeigt. Ein Rückfall ist lästig.

Homöopathische Mittel sind bei akutem Pilzbefall nicht wirksam. Eine homöopathische Behandlung kann therapieunterstützend wirken. Sie ist langfristig aufbauend, heilend und beruhigend. Sie ist hilfreich bei Entsäuerung des Körpers, Stimulierung der Körpersäfte, bei Fernwirkungen wie Schilddrüsenschwankungen, trockener Haut, und sie unterstützt harntreibende Mittel und Mittel, die zur Entgiftung dienen, wie die Auto-Nosoden, den Aufbau von gesundheitsgeschädigten Körpersystemen und die Infektabwehr, das Ausbalancieren der Hormone und so weiter. Durch homöopathische

Mittel kann die zukünftige Pilzabwehr ohne Nebenwirkungen in der Langzeittherapie stimuliert werden.
Sie haben endlich die Pilze überwunden, denken Sie jedenfalls, denn Ihre Symptome haben nachgelassen, Sie freuen sich, daß es aufwärtsgeht, aber Vorsicht: Solange auch nur eine Pilzspore überlebt hat, vermehrt sie sich bei erster Gelegenheit.
Geben Sie Ihrem Immunsystem Zeit, sich zu stabilisieren. Schließlich haben sich die Pilze auch nicht an einem Tag in Ihrem Körper so breitmachen können. Hungern Sie den Pilz durch zucker- und hefefreie Nahrung richtiggehend aus. Halten Sie die Behandlung und die Diät so lange ein, bis Ihr Arzt nach einer Untersuchung Entwarnung gibt, oder so lange, bis Sie selbst keinerlei Beschwerden mehr verspüren, auch wenn der Untersuchungsbefund keine Pilze mehr aufweist. Das kann noch einige Wochen dauern.
Haben Sie die Zeit glücklich überstanden, versuchen Sie auf der Basis von Versuch und Irrtum nach und nach mit etwas Obst oder Gemüse aus der Tabelle 9 Ihren Speiseplan zu erweitern. Stellen Sie sich sehr langsam um. Lassen Sie Zucker und Hefe noch einige Zeit weg.

Der Rückfall

Daß die zähen Pilze erneut Einzug halten können, hängt mit dem Verbleib vielleicht nur eines Candida-Nests zusammen. Was ist passiert?

- Gewohnheiten sterben schwer, Sie haben die Diät zu früh zugunsten der altgewohnten Ernährungsform aufgegeben.
- Gehen Sie zum Zahnarzt. Zahnbelag, ein Loch im Zahn, ja sogar ein frisch behandelter Zahn, der während der Zeit des Candida-Befalls gefüllt wurde, kann das Übel erneut ausgelöst haben.
- Candida sitzt in Falten, Winkeln, Ausstülpungen im Darm, und das Medikament hatte doch noch nicht alle Ecken erreicht.

– Ein Küßchen in Ehren hat schon gereicht, Ihr Partner, Ihr Kind trugen den Feind.
– Das Schmusen mit Haustieren kann erneuter Auslöser sein, wenn Sie sich später unbedacht am Mund oder anderen Schleimhäuten berührt haben.

Lassen Sie sich nicht entmutigen, Sie haben die Erfahrung gemacht, daß Sie den Pilz beherrschen können. Überdenken Sie Ihre Lebensgestaltung, gehen Sie noch einmal nach Plan gegen die Pilze vor. Geben Sie sich für die Zukunft eine möglichst »pilzfreie« Chance.

Anhang

Anmerkungen

1 *Thorwald, J.:* Macht und Geheimnis der frühen Ärzte. Knaur, München/Zürich 1975, S. 83 ff.
2 *ZDF, Terra X:* Der Fluch des Pharao – Das Geheimwissen der Ägypter, vom 19. 6. 1994
3 *ZDF, Auslandsjournal* vom 20. 9. 94
4 *Stetter, S.:* Der Darm. Vortrag in der VHS München vom 28. 4. 1994
5 *Seebacher, C./Blaschke-Hellmessen, R.:* Mykosen, Fischer, Jena 1990, S. 49
6 *Nolting, S./Fegeler, K.:* Medizinische Mykologie. Springer, Berlin/New York 1993, S. 74
7 *Bodanis, D.:* Das geheimnisvolle Haus. Fischer, Frankfurt am Main 1990, S. 174
8 *Nolting, S./Fegeler, K.:* Medizinische Mykologie. Springer, Berlin/New York 1993, S. 122
9 Ein Prost auf das »Paradox«! In: Brigitte, 1993, 23, S. 82
10 *Seebacher, C./Blaschke-Hellmessen, R.:* Mykosen, Fischer, Jena 1990, S. 67
11 *Doenike U.:* Antibiotika im Kreuzfeuer. In: Cosmopolitan, 1993, 10, S. 193
12 *Dereskey, L. S.:* Liebe aus der Apotheke. Ariston, Genf 1988, S. 177
13 *Krutoff L.:* An der Spitze ein Kranker – was geschieht dann? In: Madame, 1977, 5, S. 58
14 *Markus, H./Finck H.:* Ich fühle mich krank und weiß nicht warum. Ehrenwirth, München 1993, S. 15
15 *Werner, B.:* Energie und Ernährung im Rhythmus der Jahreszeiten. Knaur, München 1994

16 *Markus, H./Finck H.:* Umwelt-Medizin. Scherz, Bern/München/Wien 1990, S. 126
17 *Markus, H./Finck H.:* Ich fühle mich krank und weiß nicht warum. Ehrenwirth, München 1993, S. 10
18 *Kaneda T.:* Oral aging and loss of teeth. In Nippon Ronen Igakki Zasshi, 1990, 3, S. 138–42
19 *Seebacher, C./Blaschke-Hellmessen, R.:* Mykosen. Fischer, Jena 1990, S. 103
20 *Oberbeil, K.:* Das Plus-30 Programm. Stedtfeld, Rastatt 1992, S. 187
21 *Schultz-Zehden, W.:* Das Auge – Spiegel der Seele. Artemis & Winkler, München 1992, S. 35
22 *Raabe, H. J.:* Geheimnis jung & schön. Erd, München 1992, S. 180
23 *Thorwald, J.:* Macht und Geheimnis der frühen Ärzte. Knaur, München/Zürich 1975, S. 78
24 *Weiss, H.:* Kranker Darm – kranker Körper. Haug, Heidelberg 1994, S. 136 f.
25 *Földi, M./Kubik, S.:* Lehrbuch der Lymphologie. Fischer, Stuttgart/Jena/New York 1991, S. 242
26 *Crook, W. G.:* The Yeast Connection. Random, New York 1986, S. 244
27 *Crook, W. G.:* The Yeast Connection. Random, New York 1986, S. 169
28 *Nolting, S./Fegeler, K.:* Medizinische Mykologie. Springer, Berlin/New York 1993, S. 91
29 *Gardener, D. C./Beatty G. J.:* Fit – wie neugeboren. Scherz, Bern 1992, S. 70
30 Nutritional therapy shows promise for CFS. In: Better Nutrition for Today's Living, 1993, 2, S. 18
31 *Carey J.-M.: CFS:* chronic fatigue syndrome. American Council on Sciene and Health, 1992, 4, 1
32 *Hilgers, A./Hofmann, I.:* CFS – Chaos im Immunsystem. Bastei-Lübbe, Bergisch Gladbach 1994, S. 97
33 *Scott S.:* What is this mysterious flu that won't go away? In: Cosmopolitan, 1993, 3, S. 110–114
34 Chronische Müdigkeit. In: Vital, 1993, 10, S. 44
35 *Cowley G.:* AIDS or Chronic Fatigue. In: Newsweek, 1992, 9, S. 66–69
36 Nutrition can ease CFS patients' symptoms. In: Better Nutrition for Today's Living, 1993, 10, S. 18

37 *Schonert-Hirz S./Oelker P.:* Ich fühle mich immer so schlapp. In: Brigitte, 1992, 22, S. 168
38 *Thorwald, J.:* Macht und Geheimnis der frühen Ärzte. Knaur, München/Zürich 1975, S. 196
39 Bienenschwarm fällt über zuckerkranken Imker her. In: Süddeutsche Zeitung vom 11. 6. 1991
40 *Vukovic, L.:* Aging gracefully. In: Natural Health, 1993, 7/8, S. 86
41 *Moyers B.:* Wie Gedanken und Gefühle das Immunsystem beeinflussen. In: Psychologie Heute, 1994, 5, S. 32
42 *Moyers B.:* Wie Gedanken und Gefühle das Immunsystem beeinflussen. In: Psychologie Heute, 1994, 5, S. 32
43 *Howard, L. M./Wessely S.:* The psychology of multiple allergy. In: British Medical Journal, 1993, 9, S. 747 f.
44 *Luban-Plozza B./Pöldinger W./Kröger F.:* Der psychosomatische Kranke in der Praxis. Springer, Berlin/Heidelberg 1989, S. 16
45 Clinical ecology. In: JAMA vom 23. 12. 1992, S. 3465 ff.
46 *Weiss, H.:* Kranker Darm – kranker Körper. Haug, Heidelberg 1994, S. 56
47 *Földi, M./Kubik, S.:* Lehrbuch der Lymphologie. Fischer, Stuttgart/Jena/New York 1991, S. 201
48 *Tietze H. G.:* Organsprache von A–Z. Band II. Knaur, München 1993, S. 50
49 *Földi, M./Kubik, S.:* Lehrbuch der Lymphologie. Fischer, Stuttgart/Jena/New York 1991, S. 218
50 *Weiss, H.:* Kranker Darm – kranker Körper. Haug, Heidelberg 1994, S. 53
51 *Földi, M./Kubik, S.:* Lehrbuch der Lymphologie. Fischer, Stuttgart/Jena/New York 1991, S. 342
52 *Seebacher, C./Blaschke-Hellmessen, R.:* Mykosen. Fischer, Jena 1990, S. 94
53 *Vukovic, L.:* Aging gracefully. In: Natural Health, 1993, 7/8, S. 86
54 *Földi, M./Kubik, S.:* Lehrbuch der Lymphologie. Fischer, Stuttgart/Jena/New York 1991, S. 270
55 *Hanisch, C.:* Schlimme Tage vor den Tagen. In: Süddeutsche Zeitung vom 5. 8. 93
56 *Vukovic, L.:* Aging gracefully. In: Natural Health, 1993, 7/8, S. 86
57 *Crook, W. G.:* The Yeast Connection. Random, New York 1986, S. 301

58 *Crook, W. G.:* The Yeast Connection. Random, New York 1986, S. 333
59 *Huber, J.:* Die Hormontherapie. Ariston, Genf 1991, S. 50
60 *Crook, W.G.:* The Yeast Connection. Random, New York 1986, S. 63
61 *Rota, F.:* 50 ways to better women's health. In: East West, 1990, 11, S. 46 ff.
62 *Markus, H./Finck H.:* Umwelt-Medizin. Scherz, Bern/München/Wien 1990, S. 47
63 *Lempke, K.:* Wenn die Abwehr verrückt spielt. In: Stern, 1993, 13, S. 133
64 *Raabe, H. J.:* Geheimnis jung & schön. Erd, München 1992, S. 79
65 *Schuster, G.:* Das Leid mit »Light«. In: Stern, 1994, 34, S. 90
66 *Tietze, H. G.:* Das Essen. Fackelträger, Hannover 1978, S. 183
67 *Schuster, G.:* Die Muntermacher. In: Stern, 1994, 34, S. 89
68 *Vukovic, L.:* Aging gracefully. In: Natural Health, 1993, 7/8, S. 86
69 *Campbell, D. G.:* The ordeal of »Poor Old Charlie«, drinkless drunk. In: Los Angeles Times vom 4. 1. 1983
70 *Crook, W. G.:* The Yeast Connection. Random, New York 1986, S. 285
71 *Schuster, G.:* Die Muntermacher. In: Stern, 1994, 34, S. 89
72 *Zeuthen M. L., et. al.:* Ethanol tolerance and the induction of stress proteins by ethanol in Candida albicans. In: Journal Gen Microbiology, 1988, 5, S. 1375–84
73 *Rota, F.:* 50 ways to better women's health. In: East West, 1990, 11, S. 46 ff.
74 *Rochlitz, S.:* Die fehlende Dimension: Energiebalance. Knaur, München 1989, S. 95

Mykosen
Mykotische Untersuchungen
Labor Drs. Hauss
Postfach 1207
24332 Eckernförde
Tel.: 0 43 51/34 11
Sputum-, Blut-, Stuhlproben und Blutanalysen auf Candida- und Aspergillus-Infektionen werden durchgeführt. Spezialservice: Therapiehinweise, auch per Telefon.

Institut für Labormedizin
Dr. Werner Ende
Riedelstr. 16
83435 Bad Reichenhall
Tel.: 0 86 51/60 08 -19
Fax: 0 86 51/60 08 35
Bezug von Candida-Vakzinen. Therapiehinweise.

Mykosen-Beratungen
Informationszentrale Nagelpilz e. V.
Schmidtstr. 12
60326 Frankfurt
Tel.: 0 69/7 39 22 99
Mittwochs zwischen 14.00 und 18.00 Uhr

Selbsthilfegruppen Mykosen
Frau Theresa Kapsitz
Max-von-Laue-Str. 11
80937 München
Tel.: 0 89/3 13 37 11
Treffen jeden 4. Donnerstag im Monat, 20.00 bis 22.00 Uhr im Selbsthilfezentrum Bayerstr. 77a, 80335 München.

Allergien (und Asthma)
Allergiker- und Asthmatikerbund e. V.
Hindenburgstr. 110
41239 Mönchengladbach
Tel. 0 21 61/1 02 07
Telefonische Beratung:
Montag bis Freitag 9.30 bis 12.30 Uhr

Allergieverein in Europa (AVE)
Marienstr. 57
99817 Eisenach
Tel.: 0 36 91/21 30 88

Arbeitsgemeinschaft Allergiekrankes Kind
Hauptstr. 29
35745 Herborn
Tel.: 0 27 72/4 12 37
Montag bis Freitag 8.30 bis 17.30 Uhr

Chronisches Müdigkeitssyndrom CFS
MedPlus GmbH
Duisburger Str. 7
40477 Düsseldorf
Tel.: 02 11/94 92 92-0
Verschickt Kriterienkatalog zur Abklärung von CFS

Selbsthilfegruppen CFS
CFS Selbsthilfegruppe München
Frau Helge Pick
Klenzestr. 88
80469 München

Selbsthilfegruppe Chronisches Müdigkeitssyndrom
40229 Düsseldorf
Tel.: 02 11/21 87 24

Immunprobleme und CFS
Institut für Angewandte Immunologie und Umweltmedizin
Duisburger Str. 7
40477 Düsseldorf
Tel.: 02 11/949 29 20
Fax: 02 11/949 29 28

Ernährung
Ernährung und Vollwertkost
Gesundheitsberatung Deutschland
Keplerstr. 1
35390 Gießen
Tel.: 06 41/7 77 85

Informationen zu Ernährung, Umwelt- und Wohngiften
Verbraucher-Initiative e. V.
Breite Str. 51
53111 Bonn
Tel.: 02 28/7 26 33-0

Überaktiver Zappelphilipp
Arbeitskreis Überaktives Kind e. V.
Dietrichstr. 9
30159 Hannover
Tel.: 05 11/3 63 27 29
Montag bis Freitag 9.00 bis 12.00 Uhr
Montag 18.00 bis 21.00 Uhr

Tabellenverzeichnis

GLOSSAR

Adipositas: Fettsucht.

Äthanol oder Äthylalkohol: als Trinkalkohol, Spiritus, Weingeist bekannt, wird bei alkoholischer Gärung oder synthetisch gewonnen. Tötet Bakterien oder blockiert deren Entwicklung. Wird Alkohol getrunken, werden innerhalb von ein bis zwei Stunden etwa 20 Prozent vom Magen und 80 Prozent vom Darm resorbiert. Anfangs erhöhte Muskelleistung, die später tief unter die Norm abfällt. Senkt die Eiweiß- und Fettverbrennung.

Allergene: Körperfremde Stoffe lösen nach Kontakt mit dem bereits sensibilisierten Antikörper eine entzündliche Reaktion aus: die Allergie. Werden über einen langen Zeitraum kleine Mengen zugeführt, entsteht eine Art Immunität auf die Allergene (Antigene).

Amylasen: Verdauungsenzyme, die Stärke, Glykogen und Mehrfachsaccharide zu Maltose (Zweifachzucker, Malzzucker) aufspalten. Dadurch wird der Speisebrei im Verdauungstrakt in eine Form zerlegt, in der er über die Schleimhaut aufgenommen und verwertet werden kann.

Amylum: pflanzliche Stärke, ein Polysaccharid.

Antigen: eingedrungene körperfremde Eiweißstoffe (Bakterien, Pilze und deren Toxine). Sie regen den Körper zur Bildung von Antikörpern an. Bezeichnung für Substanzen, die eine Immunreaktion auslösen können.

Antikörper: Diese Immunkörper sind körpereigene Eiweißstoffe, die sich nach Kontakt mit dem Krankheitserreger dessen Erkennungszeichen merken. Bei erneutem Kontakt bekämpfen sie das Antigen und machen es unschädlich.

Antimetabolite: chemische Substanzen, die in den lebenswichtigen Zellstoffwechsel eingreifen, ohne die Aufgabe der Metaboliten (wie Hormone, Vitamine) auszuführen, und den Stoffwechsel dadurch blockieren und schädigen.

Antioxidantien: Vitamin A und sein Provitamin Betakarotin, Vitamine C, E und das Spurenelement Selen, die gegen die freien Radikalen als Zellschutz im Blutkreislauf wirken und die »Rostvorgänge« im Körper blockieren.

Außenmembrane: äußerste dünne Haut oder Schicht von Zellen, Blutkörperchen, Organen. Dient als Grenzfläche, hat Transportfunktion und ist Träger von Enzymen.

Blastospore: aus einer Hefezelle sprossende Vermehrungszelle, die sich abschnürt und mit anderen zusammen ein Nest bildet.

Bursa-Äquivalent: lymphatische Strukturen etwa des Verdauungstraktes, in denen B-Lymphozyten (*B*ursa-abhängige Lymphozyten) entstehen, die für die Bildung der Immunglobuline zuständig sind.

Candida albicans: Gattung der Sproßpilze (Hefepilze), kann sich zum Krankheitserreger bei Menschen und Tieren ausweiten. Typisch sind seine Blastosporen und Pseudohyphen.

Candida-Sepsis: durch Überschwemmung des Blutes mit Candida-Pilzen oder Canditoxinen entstandene Blutvergiftung.

Canditoxine: Giftstoffe, die Candida albicans ausscheidet beziehungsweise die während des Absterbens der Pilze entstehen.

Chronisches Müdigkeits-Syndrom (CFS): Krankheitsbild mit vielseitigen Symptomen, ohne direkten Organbezug. Geht häufig mit einer Infektion von Bakterien, Viren und Pilzen einher.

Chlamydosporen: unter Mangelbedingungen an Hyphen entstehende dickwandige, runde, resistente Dauersporen, die sogar Nährstoffe enthalten können. Sie sind eine Form des Hefepilzes Candida albicans.

Chylus: Milchsaft. Inhalt der Magen- und Darmlymphgefäße. Nach fetthaltiger Nahrungsaufnahme trübt er sich durch Chylomikronen milchig ein. Läuft von den Dünndarmzoten in das zentrale Chylusgefäß, passiert Gewebe und Lymphstämme auf dem Weg zum Milchbrustgang. In Form einer langsamen Fettinfusion fließt er in die Blutbahn ein.

Chylomikronen: werden nach der Nahrungsaufnahme im Darm gebildet. Tropfenförmige, wasserunlösliche Frachtschiffchen transportieren die meisten Nahrungsfette über die Lymph- und Blutflüssigkeit zur Leber, die diese cholesterinreichen Abbauprodukte aufnimmt.

Colitis: mit Durchfall einhergehende akute oder chronische Schleimhautentzündung des Dickdarmes.

Cushing-Syndrom oder Morbus Cushing: Krankheitsbild mit Symptomen einer Nebennierenrinden-Überfunktion und vermehrter Produktion von Glukokortikoiden.

Darmparalyse: teilweise oder vollständige Lähmung des Darmes.

Dextrine: Abbauprodukte der Stärke; rechtsdrehende Polysaccharide.

Dimorph: zweigestaltig. Die Fähigkeit, sich als wandelbarer Pilz gleichzeitig in zwei verschiedenen Formen, als Faden- oder Sproßpilz, auszudehnen.

Distreß: die negative, überfordernde Streßform, die in psychosomatische Störungen führt.

Drinkless-drunk-Syndrom, der Pilz-Rausch: Trunkenheitssymptome aufgrund von gestörtem Alkoholabbau und geringerer Alkoholverträglichkeit. Zusätzlich produzieren Candida albicans Fuselalkohole im Körper.

Ekzem: nicht ansteckende, aber juckende Hautentzündung, verbunden mit Ausschlag.

Elektrolyte: chemische Verbindungen, bestehend aus Säuren, Basen und Salzen, die elektrischen Strom leiten. Sie kommen im Blutplasma vor und halten das Säure-Basen-Gleichgewicht und den Wasserhaushalt des Körpers aufrecht.

Endokrine Drüsen: innere Drüsen, sondern Hormone in den Blutkreislauf ab.

Endomykose: Pilzerkrankung der inneren Organe oder im Innern des Körpers entstehend (etwa durch Candida albicans ausgelöst).

Endorphine: körpereigene Drogen, welche die Schmerzreize im Körper unterbrechen.

Enterocolitis: Brechdurchfall, Schleimhautentzündung des Dünn- und Dickdarmes mit starker Kreislaufbelastung.

Fuselalkohole: entstehen vorwiegend bei der alkoholischen Gärung aus Eiweißstoffen der Hefe, sind hustenreizend und gesundheitsschädlich.

Glykogen: tierische Stärke, auch »Leberstärke« genannt, bindet Tausende von Traubenzuckermolekülen zu einem großen Molekül zusammen. Es wird in der Leber aufgebaut und findet sich in fast allen Körperzellen, vor allem in den Muskeln und der Leber.

Glucose: Traubenzucker. Wichtigster Einfachzucker und Hauptenergielieferant im menschlichen Organismus.

Hefen: einzellige Pilze, die sich durch Sprossung und seltener durch Spaltung vermehren.

Humoral: die Körperflüssigkeiten betreffend.

Hypothalamus: Teil des Zwischenhirns und des lymbischen Systems, liegt unterhalb des Thalamus. Wichtige Schaltstelle für das parasympathische und sympathische Nervensystem. Von hier aus werden vegetative Funktionen wie Wach-Schlaf-Rhythmus, Atmung-, Blutdruck-, Wärmeregulation u. a. gesteuert.

Immunglobuline: Viren und Toxine beziehungsweise Bakterien und andere Antigene neutralisierende Antikörper.

Immunsuppression: künstlich durch Strahlen, Seren, Medikamente abgeschwächte oder unterdrückte Immunreaktion. Sie wird häufig bei Transplantationen oder Behandlung von Autoimmunkrankheiten angewendet. Drosselt die Abwehrkräfte bei Infektionen.

Kapillargefäße: enge Haargefäße und Röhrchen, verzweigen Blut- und Lymphbahnen und verbinden Venen und Arterien.

Keratine: schwefelhaltige Gerüsteiweiße der Oberhaut; kommen vor allem in Nägeln, Haaren, Schuppen vor. Sind für Menschen unverdauliche Ballaststoffe.

Komplementsystem: eines der drei Systeme der Immunabwehr und Steuerungszentrale für Überträgerstoffe bei Antigen-Antikörper-Reaktionen. Es findet sich im Blutserum.

Kortisol, auch Hydrokortison: natürliches oder halbsynthetisch herstellbares Hormon der Nebennierenrinde; es reguliert insbesondere den Kohlehydratstoffwechsel, reguliert den Elektrolythaushalt, fördert die Blutgerinnung u. a. m.

Meitei-sho: siehe Drinkless-drunk-Syndrom.

Metallchelate: ringförmige Metallkomplexe mit organischen Verbindungen, die zur Behandlung der Arteriosklerose dienen.

Mikrozirkulation: der »innere« Blutkreislauf in den Kapillaren.

Milchsäurebakterien: zahlreiche Arten der Laktobazillen. Lassen Milch gerinnen, produzieren Milchsäure aus Kohlehydraten und hochwertigen Alkoholen. Gehören zur Darmflora. Zerlegen Zucker fast nur zu Milchsäure. Durch saure Reaktion wird die Entwicklung von Fäulnisbakterien gehemmt.

Morbus Crohn: chronische Entzündung der Darmwand.

Mykide: allergischer Hautausschlag auf Pilzallergene; kann während einer Pilzerkrankung auftreten.

Mykose: durch Pilze hervorgerufene Erkrankung.

Mykotoxine: giftige Stoffwechselprodukte bestimmter Pilzarten. Bekannteste Vertreter sind Aflatoxine, die karzinogen (krebserzeugend) wirken.

Myzel: aus echten Hyphen bestehendes Fadengeflecht der Pilze.

Neurohormone: bei Nervenerregung freigesetzte Gewebehormone des vegetativen Nervensystems, welche die Reize zu den Organen weiterleiten. Dazu gezählt werden Überträgerstoffe (Transmitter), Adrenalin, Noradrenalin, Endorphine u. a. m.

Neuropeptide: im Nervengewebe vorkommendes Spaltprodukt des Eiweißabbaus.

Nucleoproteid: Verbindung aus Eiweiß und Nucleinsäuren in den Zellkernen.

Opportunistische Pilze: im Organismus vorhandene Pilze, die sich unter bestimmten Umständen bei geschwächter Abwehrkraft stark vermehren und eine Krankheit auslösen.

Oxidation: biologischer »Verbrennungsprozeß« der Nährstoffe. Die chemische Verbindung mit Sauerstoff und damit verbunden Freisetzung von Energie.

Parasitär: durch Schmarotzer entstanden, schmarotzend.

Pathogene Pilze: Pilze, die im Organismus – auch ohne dessen besondere Anlage – Krankheiten auslösen, ohne zur normalen Darmflora zu gehören.

Peyer Plaques: plattenähnlich gewachsene Lymphknoten, im Krummdarm (am unteren Ende des Dünndarmes, am Übergang zum Dickdarm). Sie werden wie die Gaumenmandeln zu den primären Immunorganen gezählt, die für die Entwicklung der antikörperbildenden Zellen verantwortlich sind.

Polysaccharide oder »Mehrfachzucker«: Vereinigung zahlreicher Monosaccharide (Einfachzucker) unter Wasseraustritt zu Kohlehydraten. So entstehen Stärke, Pektine, Glykogen u. a. m.

Provitamin: ist die chemische Vorstufe eines Vitamins, aus dem sich der Organismus unter Einwirkung verschiedener Faktoren ein Vitamin aufbaut.

Pseudomyzel: bei Hefepilzen, wie Candida albicans, vorkommendes Pseudofadengeflecht, das mit den Blastosporen verwächst und so mit der Mutterzelle verbunden bleibt.

Puffer: hält das Säure-Basen-Gleichgewicht (pH-Wert) beispielsweise im Blut und der Lymphe aufrecht, indem es durch Säuren und Salze entstandene Überschüsse neutralisiert.

Rezeptoren: Ankerplätze oder Empfangsstationen der Haut und an inneren Organen zur Aufnahme von Reizen, reaktionsfähige Position an Körperzellen.

Saprophyten: Fäulnisbewohner. Mikroorganismen, die in abgestorbenen organischen Stoffen existieren und Krankheiten hervorrufen können.

Seborrhoe: krankhaft verstärkte Talgdrüsensekretion.

Superinfektion: wiederholte Infektion durch denselben Krankheitserreger, bevor Immunität auf vorangegangene Infektion eintreten konnte.

Systemmykose: Pilzinfektion von inneren Organen oder Organsystemen.

Viskosität: Fließeigenschaft, beispielsweise des Blutes.

Zytostatika: Substanzen und Medikamente mit tumorhemmender oder -tötender Wirkung.

REGISTER